Fit ohne Fett

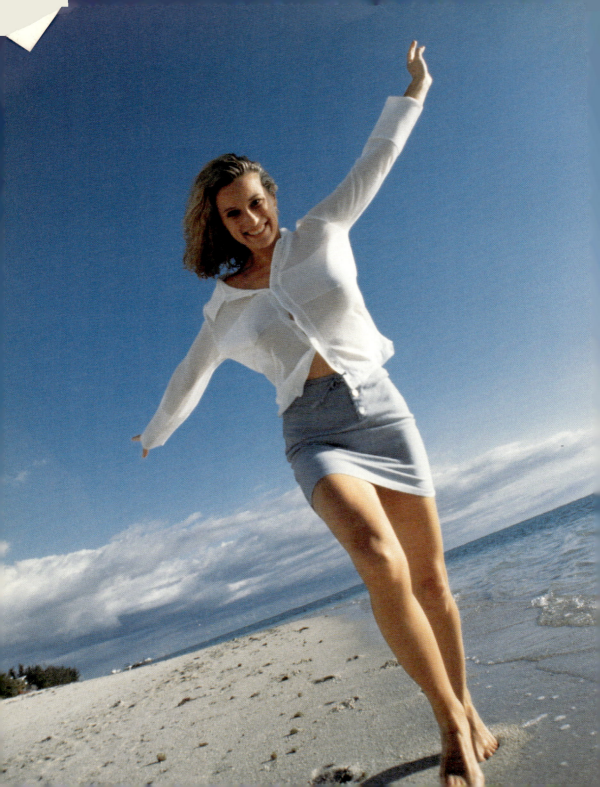

Klaus Oberbeil

Fit ohne Fett

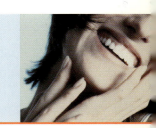

Ein Leben lang schlank,
vital und glücklich

INHALT

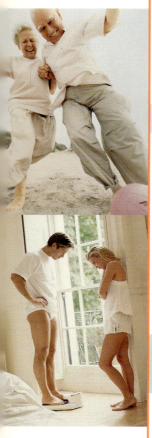

Ob jung, ob alt – ob Mann, ob Frau: Jeder möchte schlank, fit und vital sein. Das Schöne daran: Genau das hat die Natur für uns vorgesehen.

Dick sein tut weh 8
Wenn der Körper zum Feind wird 8

Schlank sein – ein Naturgesetz 10

Die Gene regulieren unseren Fetthaushalt 12
Zu viel Ballast schwächt 12
Die alarmierenden Laborwerte 15
Übergewicht kann dem Lebensglück entgegenstehen 16

Fett – Freund und Feind des Körpers 24

Mehr als ein Dickmacher 26
Die Aufgaben von Lipiden im Organismus 26
Gutes Fett – böses Fett 29
Was man über sein Körperfett wissen muss 31
Die unsichtbare Gefahr – das Fett im Blut 37
Der Cholesterinirrtum 43
Die Laborwerte bringen es an den Tag 46

INHALT

Schluss mit dem Diätwahn 50

Hungern macht krank 52
Der Körper reagiert nach uralten Instinkten 52
Schlankheitskur = Krankheitskur 54

Die zehn Feinde der Schlankheit 58

Den Fetteinbau bremsen 60
Feind Nummer eins – das Dickmachertrio 60
Feind Nummer zwei – das zu späte Abendessen 62
Feind Nummer drei – viele kleine Snacks 63
Feind Nummer vier – Fett mit Alkohol 66
Feind Nummer fünf – kalorienarme Diäten 68
Feind Nummer sechs – übermäßiger Stress 70
Feind Nummer sieben – das falsche Frühstück 72
Feind Nummer acht – Schlemmen und Hungern 74
Feind Nummer neun – der versteckte Zucker 76
Feind Nummer zehn – zu viel Salz und Fett 78

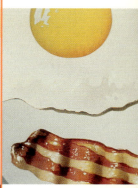

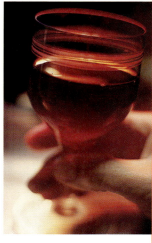

Der erste Schritt zum Erfolg: Vermeiden Sie den weiteren Einbau von Körperfett – allerdings ohne zu hungern.

INHALT

Lipolyse – weg mit dem Fett 80

Angriff auf die Fettzellen 82
Die drei Faktoren der Fettfreisetzung 82

Die zehn Schlankmacher 84
Jod und Eisen – Profis für die Fettverbrennung 85
Magnesium – der Chef beim Fettabbau 92
Vitamin C – der größte Feind der Speckdepots 95
Karnitin – Spediteur für überflüssiges Fett 100
Abspecken mit Eiweiß und Apfelessig 105

Special: Die Dreitagekur mit Apfelessig 110
Ungesättigte Fettsäuren gegen Dickmacherfett 112
Die Sonne greift den Bauchspeck an 117

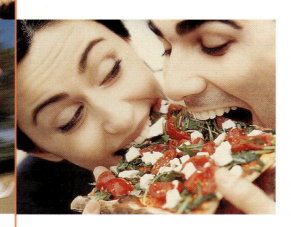

Freisetzung von Körperfett: Hier sind einerseits die lipolytischen Substanzen der Nahrung gemeint, andererseits helfen Kälte, Sonne, Stresshormone und Bewegung, die Pfunde schmelzen zu lassen.

INHALT

Keine Bange vor Kälte – Frieren verbraucht Fett 122
Die besten Schlankmacher sind die Stresshormone 126
Bewegung heizt den Fettpolstern ein 133

Vier Schritte aus der Fettfalle — 142

An den Start gehen 144
Erst mal den verkorksten Stoffwechsel normalisieren 144
Die »Einbahnstraße Fett« rasch umdrehen 151
Schnell den Speck weg – die Wochenkur 156
Fit ohne Fett – in einem Monat 165

Dauerhaft schlank durch weniger Fett — 170

Rezepte für jeden Tag 172
Frühstücksideen für den Tagesstart 172
Mittagsmahlzeiten – leicht und vitaminreich 184
Abendessen – klein und fein statt schwer und fett 207
Nie mehr dick sein – wie es weitergeht 218

Über dieses Buch 221
Register 222

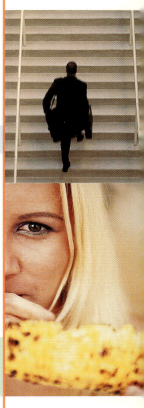

Gehen Sie's an. Mit der richtigen Ernährung und ausreichend Bewegung aktivieren Sie das genetische Schlankheitsprogramm.

Dick sein tut weh

Es mag banal klingen – aber oft liegen zwischen Lebensfreude und ständigem Missvergnügen lediglich ein paar Kilogramm Bauchspeck. Oder wissenschaftlich ausgedrückt: Einige Zigmilliarden Adipozyten (Fettzellen) rücken um nichts in der Welt ihre angesammelten Speckreserven heraus. Man steigt also auf die Fußbodenwaage, und die zeigt unerbittlich die fünf, sechs oder acht Kilogramm Übergewicht an, auf die es letztlich ankommt. Der Blick in den Spiegel wird zum gewohnten Martyrium: Der Körperschwerpunkt hängt tief, der Bauch wölbt sich vor, flankiert von Fettwülsten. Gesäß und Oberschenkel bilden eine unansehnliche, schwabbelige Masse.

Gewicht verlieren und Lebensfreude gewinnen – das funktioniert nicht mit einseitigen Radikalkuren. Der Körper hat gute, biologisch bedingte Gründe, Speckpolster zu bilden, und lässt sich nicht mit Gewalt davon abbringen.

Wenn der Körper zum Feind wird

Nun gibt es Leute, für die Hüften und Oberschenkel, Bauch und Po zum regelrechten Feindbild werden. Als gäbe es da einen Körperbereich, der es sich gnadenlos zum Ziel gesetzt hat, einem das Leben zu vermiesen. Man lebt praktisch nur noch von Kaffee und Kaugummi – und trotzdem verharrt die Nadel der Fußbodenwaage unbarmherzig auf der verhassten Ziffer.

▶ In der Boutique steuert man die ungeliebten Größen an. Zu den kleineren darf man gerade noch sehnsüchtig hinüberschielen – geladen mit Neid auf die Kunden, die dort ihre Auswahl treffen.

▶ Der Neid pflanzt sich im Restaurant fort, wenn am Nebentisch die verlockenden Desserts und Kuchen aufgefahren werden.

▶ Wenn man gemustert oder angeguckt wird, dann meist mit einer Spur Geringschätzigkeit. Feine Sinnesantennen fangen den unausgesprochenen Gedanken des anderen auf: »So wie der/die möchte ich mal nicht aussehen.«

- In Sachen Breitensport und Körperertüchtigung lässt man schwer nach. Jetzt sind es häufig die anderen, die im vergnüglichen Kreis ins Schwimmbad fahren, ihre Rad- oder Wandertour starten.
- Vom Genießen beim Essen nimmt man ganz Abschied. Doch anstatt dafür entschädigt zu werden, wird man vom Schicksal noch bestraft: mit oft chronischer Müdigkeit, Schweratmigkeit, allerlei Befindlichkeitsstörungen bis hin zu schweren Erkrankungen.
- Beruflichen Erfolg sammeln die anderen, die schlanken. Die sehen einfach hübscher aus und strahlen zudem mehr Power aus. Man selbst sammelt eher Vorwürfe.

Das schlanke Ich wecken

Man muss es wiederholen: Zwischen jubelndes Lebensglück und ein eher leidvoll-getrübtes Dasein quetschen sich oft lediglich ein paar Kilogramm überflüssiges Fettgewebe. Wenn man das loswird, fängt das Leben neu an. Und dafür sorgen die brandneuen Erkenntnisse der Zellforscher. Die sind dem bestgehüteten Geheimnis der Natur auf die Schliche gekommen: Wie schaffen es alle Tiere in freier Natur (abgesehen von trächtigen Muttertieren), bis an ihr Lebensende schlank zu bleiben, stets dasselbe optimale Körpergewicht zu behalten? »Ich wünsche mir um jeden Preis kerngesunde und schlanke Lebewesen«, hat die Natur vor vielen hundert Millionen Jahren gesagt. »Denn nur solche sind in der Lage, im unbarmherzigen Existenzkampf zu bestehen.«

Deshalb hat sie in uns – genauso wie in alle Tiere – ein genetisches Schlankheitsprogramm unauslöschlich eingemeißelt. Dieses müssen wir wieder aktivieren. Auch das können wir von den Tieren in freier Natur lernen. Das wundervolle, ermutigende Versprechen lautet: »In jedem übergewichtigen oder dicken Menschen steckt der schlanke Mensch immer noch drin. Wir müssen ihn nur wecken.«

Mehr noch als Spott und Geringschätzung anderer schmerzt die innerliche Ablehnung des eigenen Körpers. Oft führt der Zwist mit sich selbst zu noch mehr Übergewicht, weil man zum Trost erst recht nascht und auch beim Essen kräftig zulangt.

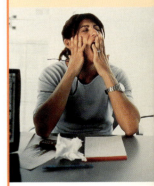

Müde und abgeschlafft? Ein paar Kilogramm weniger bringen Power und Lebenslust zurück.

Die natürlichen Schlankheitsgene
aktivieren und den
Fettabbau vorantreiben

Schlank sein – ein Naturgesetz

Das Programm,
das in den Genen liegt

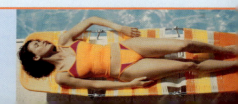

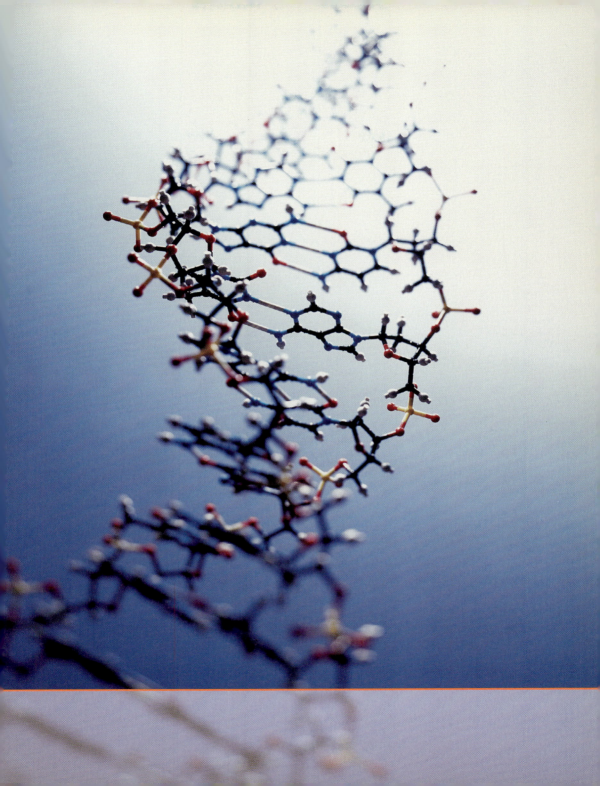

SCHLANK SEIN – EIN NATURGESETZ

> Zu den wenigen Ausnahmen vom Schlankheitsgebot der Natur zählen z. B. Bären oder Murmeltiere vor dem Winterschlaf, die sich rechtzeitig vor den frostigen Monaten im Winterbau einen Futtervorrat angefressen haben.

Die Gene regulieren unseren Fetthaushalt

Zwei oder drei Milliarden Jahre hat die Natur gebraucht, um all die Geschöpfe und Pflanzen entstehen zu lassen, die heute unseren Planeten bevölkern: rund 300 000 verschiedene Arten und Gattungen von Pflanzen, hunderttausende Tierarten, von der kleinsten Ameise bis zum Elefanten. Alle frei lebenden Tiere sind schlank. Und auch Pflanzen setzen kein unnützes Fett an, nicht einmal ein Milli- oder Mikrogramm.

In den Jahrmilliarden der Evolution auf der Erde hat es so etwas wie Übergewicht nie gegeben. Erst der Mensch hat – vermutlich vor rund 10 000 Jahren – die ersten Dicken entstehen lassen. Ein recht trauriger Beitrag zur Entwicklungsgeschichte.

Zu viel Ballast schwächt

Für die Natur ist das Schlankheitsgen ein ganz bedeutender Erbträger. Die Natur hat nämlich schon früh, vor hunderten Millionen Jahren, erkannt, dass es sehr wichtig ist, dass Lebewesen nur gerade so viel Zellen, Wasser, Fett, Eiweiß sowie andere Nährstoffe mit sich herumschleppen sollen, wie sie wirklich benötigen. Körperzellen sind vorwiegend mit Wasser gefüllt, Fettzellen mit Fett. Aber Tiere in freier Natur und auch Pflanzen tragen nie Wasser oder Fett mit sich herum, das sie nicht wirklich gerade zum Leben brauchen.

Jedes Kilogramm, Pfund oder Gramm zu viel am Körper ist ein Faktor, der den Organismus unnötig belastet. Und genau deshalb hat die Natur dieses Schlankheitsgen erfunden und in Pflanzen, Tiere und Menschen eingebaut – als Korrektiv und Regulativ für den Fetthaushalt. Auf diese Weise hat sie über Millionen Jahre hinweg stets nur schlanke Geschöpfe hervorgebracht, die stark, kräftig und gesund waren und diese lebenswichtigen Eigenschaften auch jeweils weitervererbt haben.

Der dicke Leitwolf

An der Universität von Southern California in San Diego haben Wissenschaftler im Tierversuch ausprobiert, wie sehr sich die soziale Rangordnung durch Übergewicht verändert. In einem weitläufigen Naturgehege hielten sie ein Rudel Kojoten. Leitwolf und uneingeschränkter Herrscher über das Rudel war Mike, der starke, stolze Präriewolf. Sein Fell war struppig, er selbst sehnig muskulös, ohne ein Gramm überschüssiges Fett.

Die Biologen richteten es so ein, dass sie Mike mehrere Wochen lang ein besonderes Futter verabreichten. Neben dem gewohnten Fleisch enthielt es viele schnelllösliche Kohlenhydrate wie Zucker oder helle Mehlprodukte. Gleichzeitig widmeten sie dem Tier ihre ganz besondere Aufmerksamkeit. Schon nach wenigen Tagen stellten sie enorme hormonelle Umstellungen fest: Mike produzierte in Hirnanhangsdrüse und Nebennieren große Mengen an fettfressenden Stresshormonen, außerdem baute seine Leber besonders viel Glukose in Vitamin C um.

Vitamin C – ein natürlicher Schlankmacher

Im Zusammenwirken mit Enzymen, Hormonen und Nährstoffen, wie z. B. Karnitin oder Eisen, ist dieses Vitamin ein bedeutender Schlankmacher der Natur seit Millionen von Jahren. Wenn Tiere, wie z. B. Geier oder Ratten, viel fettes Fleisch fressen oder sich gar wochenlang nahezu ausschließlich von Fett ernähren, produziert ihr Stoffwechsel extrem hohe Mengen davon, als körpereigenes

> Tiere mit Übergewicht verändern über Generationen hinweg ihre Schlankheitsgene – wie an manchen Haus- oder Zootieren leider zu beobachten ist.

> Auch verfettete Haushunde erleiden unter ihresgleichen einen hohen Prestigeverlust. Wenn so ein verhätschelter Familienhund beim Spaziergang auf Artgenossen trifft, verwandelt er sich in einen ängstlichen Duckmäuser.

Instrument gegen den Aufbau ungesunder Fettdepots. Dahinter steckt ein Axiom der Natur, die sich unbedingt ausschließlich schlanke Lebewesen wünscht, weil nur diese im Konkurrenzkampf lebensfähig sind und auch in ihren Chromosomen die Gene für schlanken Nachwuchs weitervererben.

Der Abstieg in der Rudelhierarchie

Der arme Kojote Mike führte also einen inneren Kampf gegen den Zustrom von Triglyzeriden (Fettmolekülen) in sein Unterhautfettgewebe. Doch vergebens: Sein Körpergewicht stieg innerhalb von 36 Tagen allmählich von 31,1 auf 34,9 Kilogramm, also um etwa zehn Prozent. In diesem Zeitraum veränderten sich er selbst und auch seine Position innerhalb des Rudels. In den üblichen kurzen, knurrig bissigen Kämpfen gegen Widersacher unterlag er immer häufiger. Er verlor nach und nach seine Anführerrolle und Dominanz, ganz offensichtlich auch seinen Vorbildstatus und Nimbus; er wurde zusehends weniger respektiert und fügte sich schließlich widerstrebend in eine Art Außenseiterrolle.

Nach einem subjektiven Bewertungsschema registrierten die Wissenschaftler, dass Mike erfolglos geworden war, ein Versager. Für die weiblichen Rudeltiere war er weit entfernt von seiner früheren prächtigen Erscheinung als Leitwolf und Haremsherrscher. Mike war langsam geworden, auch träge. An der Jagd auf Beutetiere wie Kängururatten, Sandratten, Kaninchen oder Erdmännchen beteiligte er sich kaum noch.

Er war jetzt eher eine Art Stubenhocker geworden. Abenteuerliche Streifzüge durch die Wüstensteppe unternahm er kaum noch. Die Lebensqualität ließ mehr und mehr nach. Und vor allem: Der Präriewolf Mike war unglücklich; ganz offensichtlich litt er unter den neuen Lebensumständen.

SCHLAPP DURCH
ZU VIEL FETT

Die alarmierenden Laborwerte

Die objektiven Parameter (Messgrößen) der Studie gaben Aufschluss über körperliche Veränderungen.

▶ Der Blutzuckerspiegel war zu niedrig und unterlag anormalen Schwankungen.

▶ Der Blutdruck und die Werte des Bauchspeicheldrüsenhormons Insulin waren leicht erhöht.

▶ Bestimmte Blutfettwerte waren unphysiologisch erhöht.

▶ Die Konzentration bestimmter Leukozytentypen (weiße Blutkörperchen) war erhöht, was auf Bakterien-, Viren-, Pilzbefall oder auf Entzündungen schließen ließ.

▶ Körperzellen zeigten unter dem Mikroskop einen bestürzenden Abbau an Organellen. Dies sind für den Zellstoffwechsel wichtige Zellelemente, wie z. B. Ribosomen (»Eiweißfabriken«) oder Mitochondrien (in diesen Zellbestandteilen wird Glukose oder Fett mit Hilfe von Sauerstoff zu Energie verbrannt). Mikes Gesamtstoffwechsel hing bedrohlich tief.

Ähnliches wie im Körper des Leitkojoten spielt sich auch bei stark übergewichtigen Menschen ab. Das Risiko, ernsthaft zu erkranken, nimmt mit der wachsenden Zahl überflüssiger Pfunde alarmierend zu.

Unser Organismus braucht Bewegung und (maßvolle) Sonnenbestrahlung. Beides trägt zur Fettverbrennung bei.

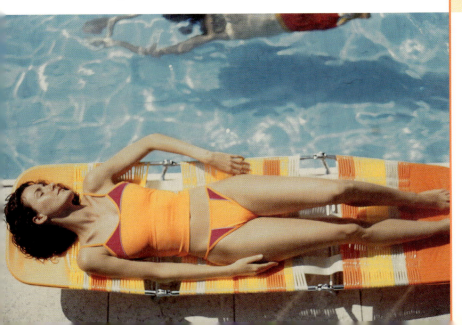

In freier Natur nicht überlebensfähig

Die an der Studie beteiligten Wissenschaftler erklärten, dass der einstige Leitkojote wohl nur noch zwei bis drei Wochen durchgehalten hätte. Dann wäre er gestorben oder verjagt worden und als Einzelgänger irgendwo umgekommen. Lediglich in einem Zoo hätte er mit seinem Übergewicht und der ihm zugeführten Ernährung noch sehr lange überleben können, möglicherweise sogar länger als seine frei lebenden Artgenossen, die ja wesentlich mehr Stress und einem größeren Verschleiß ausgesetzt sind. Die Studie – so hieß es in San Diego – lasse sich in ihren Ergebnissen auch auf Menschen übertragen. Die Maxime lautet dabei ganz einfach: Jedes Kilogramm Übergewicht wird mit Lebensqualität bezahlt.

Übergewicht kann dem Lebensglück entgegenstehen

Durch die aktuelle Forschung ergeben sich völlig neue und überraschende Einblicke in unsere Gesundheit, unseren mentalen Zustand – und in die simplen Mechanismen, mit denen in der Natur Erfolg, Karriere, Euphorie, Emotionen und Siegeswillen verteilt werden. Je mehr unnütze Speckpolster ein Mann oder eine Frau durch den Alltag schleppt, desto mühsamer wird ihre Suche nach Anerkennung, Glück oder körperlicher Fitness.

Die Tyrannei von Waage und Spiegel

Ganz abgesehen von weiteren Unbotmäßigkeiten des Alltags, leiden viele Menschen unter der Tyrannei zweier Erzfeinde: Fußbodenwaage und Badezimmerspiegel. Hat der gestrige Spargel- und Safttag etwas gebracht? Beherzt klettern die nackten Füße auf die Riffelplatte. Mit neu gewonnenem Optimismus senkt sich der Blick

---

Der geistige Horizont von Übergewichtigen engt sich oft ein: Tipps und Storys über neue Schlankheitskuren werden zum dauerhaften Lese- und Gesprächsstoff, mit dem man seine Umgebung bald ermüdet und langweilt.

auf die Zahlenskala. Und wieder die Enttäuschung. Wie ein höhnischer Widersacher demonstriert der große Spiegel die Unausweichlichkeit: hartnäckiges Schwabbelfleisch an Bauch, Hüften, Po und Oberschenkeln.

Die paar Kilogramm überflüssiges Fettgewebe stehen schon deshalb unserem Lebensglück im Weg, weil sie viel zu viel Aufmerksamkeit erfordern und Zeit in Anspruch nehmen:

▸ Viele Gespräche drehen sich um Übergewicht.

▸ Die Auswahl der Lebensmittel, die Zubereitung, das Kochen werden komplizierter. Der so angenehm zeitsparende Snack früherer Tage – da ein Stück Kuchen, dort mal schnell eine Currywurst – entfällt.

▸ Die ständige Wiegerei, das Feilschen mit der Waage um jedes Gramm wird zum Martyrium.

> Oft werden Partner auch gemeinsam zu dick – schließlich teilt man die Mahlzeiten und die ungesunden Ernährungsgewohnheiten. Wenn einer von ihnen im Alleingang sein Übergewicht loswerden will, muss er eher mit Verunsicherung als mit Unterstützung rechnen.

Typische Beschwerden von Übergewichtigen

Körperlich
▸ Arteriosklerose
▸ Chronische Müdigkeit
▸ Durchblutungsstörungen
▸ Erschöpfungszustände
▸ Gelenkschmerzen
▸ Hämorrhoidalleiden
▸ Herzbeschwerden
▸ Immunschwäche
▸ Kopfschmerzen
▸ Leistungsschwäche
▸ Libidomangel
▸ Rückenbeschwerden

▸ Schweratmigkeit
▸ Übermäßiges Schwitzen
▸ Venenleiden
▸ Zellulite

Psychisch
▸ Angstzustände
▸ Depressive Verstimmungen
▸ Konzentrationsschwäche
▸ Lustlosigkeit
▸ Mangelndes Selbstbewusstsein
▸ Nervosität
▸ Pessimismus
▸ Schlafstörungen

SCHLANK SEIN – EIN NATURGESETZ

> Viele Dicke versuchen, den Wettbewerbsnachteil Übergewicht im Beruf durch besondere Emsigkeit und übertriebene Hilfsbereitschaft gegenüber jedermann auszugleichen. Die Anerkennung für die Extramühen fällt aber oft gering aus.

▶ Kann vielleicht der Arzt helfen? Kostbare Zeit verrinnt im Wartezimmer, ohne dass sich Erfolge abzeichnen.

▶ Hinzu kommen Zeit raubende aktive Abspeckrituale wie Fitnessübungen, der Weg ins Schlankheitsstudio, das enervierende Treten ins Ergometerpedal, das endlose Seilspringen.

Das Privatleben wird überschattet

Wenn Menschen zu dick sind, treten auch verschiedene andere Missliebigkeiten, beispielsweise im Bereich Partnerschaft oder Partnersuche, auf: Ständig wird irgendwie Übergewicht kaschiert, man schämt sich seines eigenen Körpers. Außerdem täuscht man schlanke Linien vor, indem man den Bauchspeck in enge Mieder, Wäsche, Hosen oder Röcke zwängt, mit dem Gürtel noch nachhilft. Argwohn und Verdacht begleiten die gemeinsamen Stunden: Mag sie mich noch? Bin ich ihm schon zu dick? Wandert der Blick des Partners nicht zusehends häufiger zu schlankeren, attraktiveren Zeitgenossen? In der Disko, beim Tanzen sind andere gefragt. Übergewicht kann sogar zum Scheidungsgrund werden.

Zu viel Pfunde bremsen die Karriere

Schließlich wird oft jedes Kilogramm zu viel an Körperfett zur beruflichen Hypothek, zum Erfolgs- und Karrierebremser: Beim Vorstellungsgespräch guckt sich der Personalchef erst mal verstohlen die Körpersilhouette an. Schließlich lautet das Unternehmensmotto: »Wir sind modern und innovativ, deshalb sind unsere Mitarbeiter sportlich dynamisch und vor allem schlank.«

Im Werk, auf Messen, im Büro oder Außendienst dominiert die Meinung: Schlanke Menschen leisten mehr. Und tatsächlich meldet sich auch mit jedem zusätzlichen Pfund Mehrgewicht das mahnende Gewissen: »Ich bin einfach nicht mehr so leistungsfähig wie frü-

DIE DICKMACHER
IN DEN ZELLEN

Von der Antike bis heute: Ein schlanker, wohlproportionierter Körper ist das Ideal.

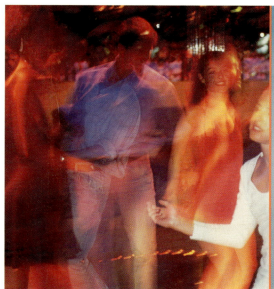
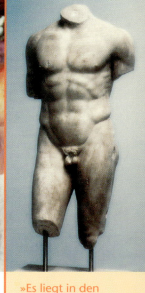

her.« Die Bewegungen werden träger, man springt nicht mehr so fix aus dem Bürostuhl, eilt nicht mehr behende durch Flure und über Treppen. Chefs registrieren genau, was sich da beim Mitarbeiter im Bauchbereich abspielt. Schon lauert die Konkurrenz der Schlankeren, womöglich auch noch Jüngeren ...

Die Obesity-Gene

Ähnlich dem Chip in einem Computer ist unser Lebensprogramm in unseren Zellkernen eingebaut, in den Chromosomen, die wiederum unsere Gene enthalten. Für jeden Vorgang in unserem Körper ist ein spezielles Gen zuständig und verantwortlich.

Es gibt also Gene, die für die Produktion von »Glückshormonen« sorgen; Gene, die verbrauchte Blutkörperchen abbauen; oder Gene, die die Iris der Augen blau, grau oder braun machen. Insgesamt

»Es liegt in den Genen« soll oft heißen: »Dicksein ist eben mein Schicksal.« Das ist aber der falsche Schluss aus einer an sich richtigen Aussage – unsere Gene können zu Verbündeten beim Abnehmen werden.

SCHLANK SEIN –
EIN NATURGESETZ

stecken in jedem Zellkern rund 30 000 aktive Gene. Damit wir nicht zu viel an lebenswichtigem Körperfett verlieren, enthalten unsere Zellkerne Dickmachgene. Wissenschaftler nennen sie nach der englischen Bezeichnung Obesity- oder ob-Gene. Diese Gene sorgen für einen Zustrom und Einbau von Fettmolekülen ins Gewebe, z. B. in den Bauchspeck.

> Die Steuerung des menschlichen Fettstoffwechsels gehört zu den besonders komplizierten Forschungsgebieten, auf denen die Wissenschaftler erst in den letzten Jahren bedeutende neue Erkenntnisse gewonnen haben.

Der Schlankheitschip im Körper

Damit dieser Mechanismus nicht entgleist und massenweise gelbliches Fett in den Bauch- und Hüftspeck gepresst wird, gibt es ein Gegengen, nämlich das Schlankheitsgen. Beim schlanken, gesunden Menschen arbeiten beide Gene in geregelter Balance. Wenn aber die Schlankheitsgene in ihrer Tätigkeit gestört werden, z. B. durch dauernde Fehlernährung und andere Einflüsse, verändern sie sich und wirken nicht mehr ausreichend als Gegengewicht gegen die Obesity-Gene.

Was Abnehmen leicht macht

- Etwa 70 Billionen Körperzellen können pro Minute spielend je 1000 Triglyzeride (Fettmoleküle) zu Energie verbrennen, also insgesamt etwa 70 Billiarden.
- Ein kerngesundes Herz, der mit Abstand leistungsstärkste Muskel im Körper, kann ganz allein einen Speckbauch »wegbrennen«.
- In jedem Menschen sitzt ein Schlankheitsgen, das nur wieder geweckt werden muss.
- Rund 70 Prozent aller Übergewichtigen in Mitteleuropa verdanken ihre Extrapfunde dem Frühstücksbrot, was leicht zu ändern ist.
- Es ist ein Missverständnis, dass man durch Schwitzen abnimmt. Man wird nicht durch Schwitzen schlank, sondern durch Frieren.

Gene passen sich der Lebensweise an

Streng genommen ist es so, dass sich Gene den veränderten Verhältnissen anpassen. Sie haben nämlich ein enormes, über Jahrmillionen Entwicklungsgeschichte aufgebautes Vertrauen in die Natur. Wenn wir viel Süßes, Fettes und helle Mehlprodukte essen, nur noch faul vorm Fernseher sitzen, nicht mehr in die Sonne oder in den Regen gehen, dann glauben sie ganz fest, dass dies so richtig ist und dass die Zeit des Fetthortens gekommen sei.

Der Chip in unserem Körper enthält also einen Schalter mit den beiden Polen schlank und dick. Wer Übergewicht hat, muss diesen Schalter wieder auf schlank stellen. Dann hilft die Natur fleißig mit, dass Bauch- und Hüftspeck abgebaut werden. Wie man den inneren Schalter von dick auf schlank umstellen kann, haben Gen- und Zellforscher nun endlich herausgefunden.

Die feine innere Steuerung

Pflanzen haben 100-mal mehr Hormone als wir Menschen, sie reagieren unendlich sensibler auf äußere Reize als wir, spüren z. B. Temperaturunterschiede von tausendstel Grad und »sehen« den hauchzarten Übergang von Nacht auf Tag bereits, wenn für uns noch totale Finsternis herrscht.

Aber auch wir Menschen sind viel feinnerviger, als wir es für möglich halten. Unsere Haut registriert Temperaturwechsel von hundertstel Grad, in der Abenddämmerung reagiert unsere Zirbeldrüse von Sekunde zu Sekunde auf den Lichtabfall (nachdem ihr über Sehnerv und Gehirn die sinkende Kraft der Photonen, der Lichtteilchen, übermittelt wurde). Sie beginnt dann allmählich damit, das Schlafhormon Melatonin zu produzieren. Unser Fetthaushalt lässt sich genauso durch genetische Impulse sehr sensibel steuern. Zu den Vermittlern solcher Impulse zählen beispielsweise Kälte, das Spu-

> Auch wenn die Pfunde nur langsam purzeln: Wenn der Körper sich auf vermehrten Fettabbau umstellt, macht sich das sofort durch mehr Energie und besseres Aussehen bemerkbar.

Die Vitamin-D-Produktion im Körper wird hauptsächlich durch Sonnenlicht angeregt. Allerdings enthalten auch einige Nahrungsmittel Vitamin D, etwa Heringe, Lachse, Ölsardinen, Milch und Eier.

renelement Jod, die Sonnenstrahlen, das Schilddrüsenhormon Thyroxin, Bewegung, Hungerempfindungen, das Vitamin D, positiver Stress, Sex und zahlreiche andere Faktoren.

Den Fetteinbau verhindern

Das Fett in unserem Bauch, in Hüften oder Po ist niemals eine statische Masse, sondern ständig in Bewegung – ebenso wie beispielsweise unsere Knochen, deren Osteoblasten (knochenbildende Zellen) unablässig Tag und Nacht arbeiten, so dass unser Skelett von Minute zu Minute und sogar von Sekunde zu Sekunde fester oder schwächer ist. Ganz genauso verhält es sich mit den Adipozyten (Fettzellen). Je nach genetischen Schlankheitsimpulsen entstehen in jeder einzelnen von ihnen innerhalb von Sekunden Millionen Helfermoleküle, die Triglyzeride (Fettmoleküle) in die angrenzenden Blutgefäße schaufeln, damit das Fett in den Körperzellen zu Energie verheizt wird.

Umgekehrt sorgen Dickmachgene dafür, dass sich in den Wänden der Blutgefäße innerhalb von Sekunden zahllose Enzyme aufbauen, die Triglyzeride in die Fettzellen hineinpressen. Wissenschaftler sprechen von einem Wechsel von Lipogenese (Fetteinbau) und Lipolyse (Fettfreisetzung). Wer abspecken will, muss demnach die Lipogenese drosseln und die Lipolyse anregen.

Wie neugeboren durch Fettabbau

Wenn in einem übergewichtigen Körper das Signal zum Abspecken ertönt, jubeln alle Körperzellen. Selbst die Fettzellen sind richtig zufrieden, denn der Fetteinbau ist nur ein Teil ihres Jobs. Das Wiederfreisetzen von Triglyzeriden verrichten sie ebenso gern. In unserem Inneren kommt es schon von der ersten Stunde an zu vielen Veränderungen: Der Zellstoffwechsel kommt in Fahrt, man fühlt sich vitaler. Der Zustand der Lipogenese (des Fetteinbaus) hingegen macht träge. Man spürt das beispielsweise nach einer ausgiebigen Mittagsmahlzeit. Fettmoleküle werden bis zu 4000-mal schneller aus Speckdepots freigesetzt als in solche eingebaut. Dieses Tempo befeuert den ganzen Körper.

Sicht- und spürbare Veränderungen

▸ Das Bindegewebe (das tagsüber arg strapaziert wird) wird nachts intensiver aufgerüstet und verjüngt. Dadurch wird die Haut gepolstert, Zellulite (Orangenhaut) kann sich mildern.
▸ Haare und Fingernägel wachsen kräftiger.
▸ Die mentale Leistungskraft und die Konzentration nehmen zu.
▸ Die Durchblutung wird verbessert, man ist aktiver und vitaler.
▸ Der Körper produziert mehr »Glückshormone«, man hat mehr Spaß und fühlt sich weniger gestresst.
▸ Und natürlich schmilzt Fett, zunächst nur grammweise, doch irgendwann purzeln Pfunde – und zwar genau dort, wo wir es uns wünschen: im Bereich von Bauch, Hüften, Po und Oberschenkeln.

Genetische Fettsucht ist eher selten. Es handelt sich um so genannte Lipidosen, das sind Fettspeicherkrankheiten. Sie entstehen, weil bestimmte fettabbauende Enzyme fehlen oder nicht ausreichend funktionsfähig sind. Deshalb sammeln sich in Geweben und auch Organen Fettnebenprodukte an.

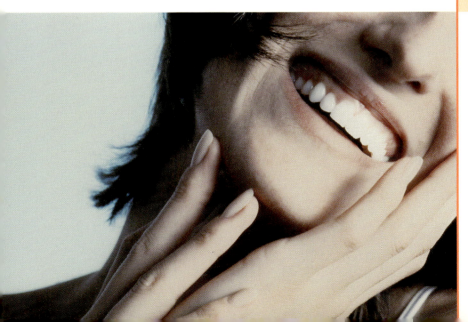

Der Fettabbau hat weit reichende Folgen: Die Beschaffenheit von Haut und Haaren ändert sich positiv. Der Mensch strahlt Gesundheit und Vitalität aus.

**Fett ist lebensnotwendig –
zu viel Fett ist lebensbedrohlich**

Fett – Freund und Feind des Körpers

Alles über Fette und über Körperfett

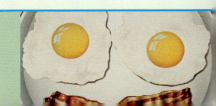

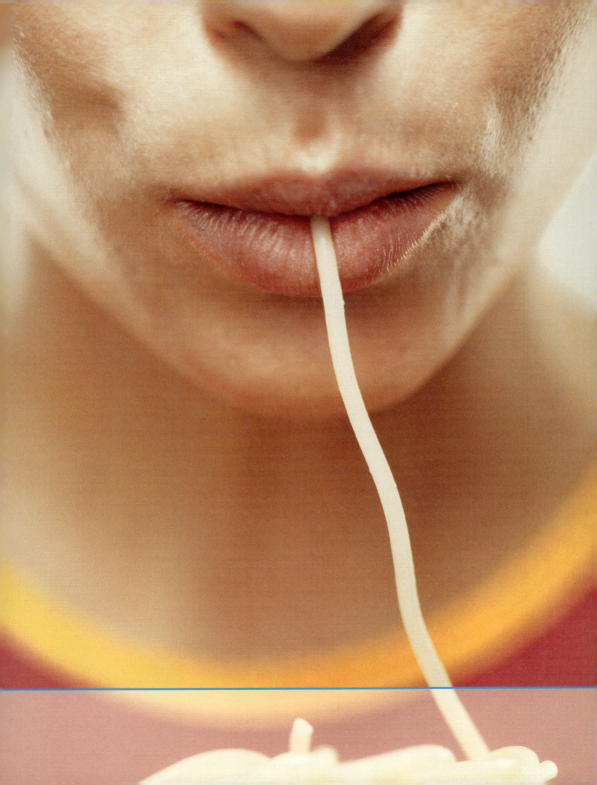

Eine radikale Diät betrachten die Fettzellen einfach als Hungersnot und halten ihre Vorräte nur umso mehr zurück – schließlich haben sie lebensnotwendige Aufgaben im Organismus zu erfüllen.

Mehr als ein Dickmacher

Bei radikalem Fettentzug spielen sich wahre Stoffwechseltragödien im Organismus ab: Die Fettzellen binden ihren Inhalt noch geiziger. Sie sind jetzt zugesperrt wie Banktresore. Gemäß dem Auftrag der Natur knausern sie mit ihrem Schatz. Sie stecken tief im Bauch oder Unterhautgewebe und sehen nicht, was draußen passiert. Wenn gar kein Fettnachschub mehr kommt, argwöhnen sie, dass die Lebensmittelgeschäfte vielleicht erst in einem halben Jahr wieder aufmachen. Und jetzt wollen sie mit ihrem Fettgeiz dazu beitragen, dass dieser Mensch bis dahin über die Runden kommt.

Die Aufgaben von Lipiden im Organismus

Die Körperzellen brauchen Lipide dringend als Treibstoff, um ihre Energieöfen zu heizen. Fällt der Treibstoff nur zehn Sekunden lang aus, sterben sie in Massen ab. Also reißen sie sich um den Ersatzbrennstoff Glukose, die kleinste Einheit der Kohlenhydrate. Der entzündet sich, verbrennt aber sehr schnell. Während die großen Triglyzeride wie mächtige Briketts glühen und heizen, verpufft ein Glukosemolekül wie ein Gaströpfchen.

Letzte Reserven werden mobilisiert

Im Körper gibt es nur notdürftige Glukosereserven, so genannte Glykogenspeicher in Leber, Muskeln und Blut. Die betragen beim Mann ca. 400 Gramm, bei der Frau rund 300 Gramm. Bei Stress sind sie an einem Vormittag verbraucht, weil Gehirn- und Nervenzellen ausschließlich Glukose als Brennstoff verheizen. Jetzt schrillen überall im Körper die Alarmglocken. Der Stoffwechsel reißt unbarmherzig Eiweiß aus Muskeln und vor allem aus dem Bindegewebe. Aus so genannten glukoplastischen Aminosäuren (Eiweißbausteinen) stellt er in höchster Eile Glukose her, um lebenswichtige Funktionen aufrechtzuerhalten.

Man altert nun sehr rasch, das polsternde Kollagengewebe unter der Haut fehlt, die Haut wird welk, faltig. Hals-, Brust- und Bauchgewebe zeigen sich vor dem Spiegel in Mitleid erregendem Zustand, Zellulite kann auftreten. Das Verhängnisvolle dabei: Der Herzmuskel fordert Riesenmengen an Treibstoff. So, wie er im Idealfall einen ganzen Speckbauch wegschmelzen kann, frisst er umgekehrt – wenn der stetige Nachschub von Fett fehlt – womöglich straffes Bindegewebe auf.

Mögliche Folgen von Fettmangel

Wenn Fett fehlt, werden die fettlöslichen Vitamine A, D, E und K nicht mehr transportiert, was zu eklatanten Mangelerscheinungen führen kann.

▶ Bei Vitamin-A-Mangel wird die Haut krank, Schleimhäute trocknen aus, verhornen; es kommt möglicherweise zu Infektionen oder zu Befall durch Pilze, Viren, Bakterien.

▶ Bei Vitamin-D-Mangel erlischt sozusagen die Sonne in unserem Körper. Dieses Hormonvitamin wird nämlich durch Sonnenstrahlen in cholesterinhaltigen Hautzellen geweckt. Billiarden solcher Moleküle schlüpfen dann über das Blut in alle Körperzellen und in deren Zellkerne. Als so genannte Transkriptionsfaktoren zünden sie dort – übrigens ebenso wie Vitamin A – Vitalimpulse. Die Vitamine A und D sind also die winzigen Sendboten der Sonne in unserem Körper. Über sie beherrscht uns der lodernde Zentralkörper und hilft kräftig mit, dass unser Stoffwechsel störungsfrei läuft und wir frisch und vital sind.

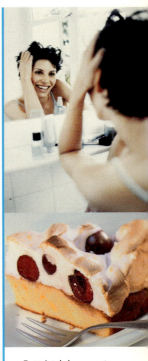

Fett ist lebensnotwendig. Nicht nur unser Körper, auch unsere Haut braucht eine bestimmte Menge an Fett. Es sollte allerdings nicht die tägliche Sahnetorte sein.

> Ohne Fett gibt es kein Vitamin E. Und damit kommen nicht nur freie Radikale, diese zerstörerischen Substanzen, in unseren Körper, sondern auch alle möglichen Beschwerden und Krankheiten.

▸ Bei Vitamin-E-Mangel sieht es in unserem Inneren ganz düster aus. Unseren Körperzellen fehlt dann der Schutz vor freien Radikalen. Die haben von der Natur den Auftrag erhalten, sich auf alles zu stürzen, was krank und welk ist, um es gänzlich abzutöten.

▸ Bei Vitamin-K-Mangel gerinnt unser Blut nicht mehr. Es dauert dann immer sehr lang, bis Wunden heilen. Außerdem ist dieses fettlösliche Vitamin am Knochenaufbau beteiligt.

Schutzpolster für die Organe

Viele Körperteile verlangen ständig ihre Ration an Fett: Die Haut braucht eine Fettschicht als Isolierung gegen Kälte und Hitze. Organe wie Herz, Nieren, Leber oder Drüsen werden durch eine Fettschicht gepolstert, sonst würden sie bei kräftiger Belastung platzen oder reißen. Die Schutzhüllen aller Körperzellen sind sehr fettreich. Insbesondere die so genannte Myelinschicht der Nervenzellen strotzt von Lipiden und Cholesterin, die ständig nachgeführt werden müssen. Sonst trocknet die Schicht aus, Nerven liegen blank, und bei jedem kleinen Disput könnte man an die Decke springen.

Hormone entstehen aus Fettsäuren

In unserem Körper werden unablässig Billionen und Aberbillionen Gewebehormone aus Fettsäuren synthetisiert. Solche Hormone werden als Prostaglandine, Leukotriene oder Thromboxane bezeichnet. Sie helfen ganz im Geheimen bei der Steuerung der Muskulatur, der »Glückshormone«, des Blutdrucks, der Magensaftsekretion, der Drüsensekretion (z. B. von Sexualhormonen) und des Immunschutzes mit. Fieber, Schmerzen oder Entzündungen – alles wichtige Funktionen unserer Selbstheilung – werden durch sie aktiviert. Ohne Fett auf dem Teller bricht dieser bedeutende Schutzmechanismus zusammen.

Gutes Fett – böses Fett

Eine völlig fettfreie Kost zählt demnach zum Schlimmsten, was wir unserem Körper zumuten können. Wir brauchen täglich Fett in unserer Nahrung – aber nicht das böse Fett, das dick macht, sondern das gute, das schlank macht.

Übeltäter – Zucker und Weißmehl

Wenn wir zu viel Zuckerreiches, Süßes oder auch helle Mehlprodukte oder polierten Reis zu uns nehmen, wird unsere Leber hellwach. Sie fragt die Speckpolster: »Könnt ihr noch zusätzliches Fett gebrauchen?« »Wir speichern alles, was kommt«, antworten die. Daraufhin baut die Leber die in den Spaghetti oder in Tiramisu enthaltene Glukose in Fettmoleküle um und schickt diese über das Blut zu den Fettzellen. Deshalb lautet die größte Essenssünde, die es überhaupt gibt: Süßes, Fettes und Teigwaren oder helles Brot zusammen essen. Man darf also seinen Schweinebraten mit Knödel ruhig essen; das macht nicht unbedingt dick. Aber das süße Dessert hinterher oder das Colagetränk bzw. die Limonade zum Essen – da läuft der Speckeinbau in Bauch und Hüften 90 Minuten nach dem letzten Bissen auf Hochtouren.

> Leider beruhen viele Leibgerichte regionaler Landesküchen gerade auf der ungesunden Kombination von Fett, Weißmehl und Zucker. Die süßen Mehlspeisen gehören genauso dazu wie die Speisenfolge von Braten mit Sauce und Pudding zum Dessert.

Darin ist schädliches Fett enthalten

- Fettes Fleisch, Hackfleisch
- Wurst
- Fetter Schinken
- Frittiertes
- Dicke, fettige Saucen
- Schweinefett
- Gänseschmalz
- Mayonnaise
- Fette Dips und Dressings
- Pommes frites
- Fettreiche Kuchen oder Gebäck
- Cremespeisen

FETT – FREUND UND
FEIND DES KÖRPERS

Gutes Fett hilft beim Schlankwerden

Man bezeichnet sie als Omega-3- oder Omega-6-Fettsäuren bzw. als essenzielle Fettsäuren; das bedeutet, dass wir sie mit der Nahrung aufnehmen müssen. Kaltwasserfische wie Hering, Makrele, Heilbutt, Rotbarsch, Lachs, Sardine, Kabeljau, Dorsch oder Fischrogen enthalten viel davon. Auch bestimmte Genusspflanzen sind teilweise extrem reich an diesen Schlankmachern: Avocados, Nüsse, Samen, Kerne, Keimlinge, Kastanien, Bohnen (speziell Soja), Erbsen, Linsen oder Mais. Gerade übergewichtige oder dicke Menschen sollten beim Zubereiten von Speisen Butter, Margarine oder andere Fette möglichst durch Pflanzenöle ersetzen.

Die Doppelstrategie gegen zu viel Speck

Mit weniger Fett im Körper zu leben bedeutet, ein anderer, fast wie neugeborener Mensch zu werden. Deshalb lautet die Devise: Weg mit den Kilogramm, die einem neuen Lebensglück im Weg stehen! Das ist eigentlich ganz einfach. Hier ist die Doppelstrategie.

Borretsch- und Nachtkerzenöl oder auch der Kindern so verhasste Lebertran sind vorzügliche Nahrungsergänzungsmittel, wenn die Kost besonders fettarm ist.

Zu den guten essenziellen Fettsäuren gehören die Omega-Fettsäuren. Sie sind vor allem in Meeresfischen enthalten. Fisch sollte wenigstens einmal pro Woche auf dem Speiseplan stehen.

ÜBERGEWICHT
WIRD ANERZOGEN

▸ Lipolytische, also fettfressende Mechanismen werden aktiviert und angekurbelt.
▸ Lipogenetische, also fetteinbauende Impulse (z. B. wiederkehrende Ernährungsfehler) werden unterbunden.

Bevor aber das brandneue Programm vorgestellt wird, muss man unbedingt mehr über den Fettstoffwechsel in unserem Körper wissen. Deshalb erfolgt nun ein Blick mitten in unseren Bauch- und Hüftspeck hinein, und wir erleben mit, wie sich Fettzellen entleeren oder füllen.

Was man über sein Körperfett wissen muss

Wenn Babys zur Welt kommen, haben sie im Prinzip alle gleich viele Fettzellen. Wenn sie jedoch immer dann, wenn sie nicht stillhalten, die Nuckelflasche kriegen und später viel Süßes zu essen bekommen, entwickeln sie mehr und mehr solcher Adipozyten. Die sind zunächst noch ganz leer, aber bereits Teil des Fettgewebes.

Später kann das Folgende geschehen. Zwei 13-jährige Mädchen, die beide gertenschlank sind, stehen nebeneinander. Kein Mensch würde bei ihrem Anblick für möglich halten, dass eine von ihnen oder beide irgendwann mal dick werden könnten. Aber eines der Mädchen hat vielleicht schon zwei- bis dreimal so viel Fettzellen wie das andere. Und wenn sich beide Mädchen zehn Jahre lang nicht gerade gesund ernähren, wird das eine Mädchen als junge Frau womöglich schon sechs oder acht Kilogramm Übergewicht haben – weil sich die leeren Fettzellen ganz einfach nach und nach aufgefüllt haben. Das Verhängnisvolle dabei: Fettzellen können bis zum 100fachen ihrer ursprünglichen Größe aufquellen und immer mehr Fettmoleküle in sich hineinpressen.

> Viel besser dran sind die Südländer und Bewohner von Sonnenregionen. Deren Gene sind angepasst an Sonne und Wärme; deshalb werden sie längst nicht so schnell dick wie wir.

FETT – FREUND UND FEIND DES KÖRPERS

Die unliebsame Erbschaft

Je mehr Menschen im reichhaltig verzweigten Familienstammbaum, von Vater oder Mutter bis hin zu den Urururgroßeltern, Übergewicht hatten oder auch richtig dick waren, desto größer ist die Möglichkeit, dass auch der Nachwuchs später mal über zu viele Extrapfunde klagen wird. Bei ihm könnten nämlich die Dickmach- oder Schlankheitsgene schon entsprechend mutiert sein, sich also verändert haben.

Solche Gene muss man sich als Reihe vieler tausend Strickleitersprossen vorstellen. Wenn nur eine Sprosse fehlt oder falsch geknüpft ist, entspricht das Schlankheitsprogramm des Menschen schon nicht mehr dem Idealbild.

Bei den Mitteleuropäern sind ohnehin meist nicht alle Sprossenpaare optimal vorhanden. Dies liegt daran, dass unsere Vorfahren vor tausenden von Jahren in den Urwäldern und in ihren primitiven (Höhlen-)Behausungen furchtbar gefroren haben. Als Abwehrmaß-

> Wer gar kein Fett mehr isst, wird schlapp und kraftlos und schließlich krank. Es kommt darauf an, die richtigen Fette in angemessener Menge zur rechten Tageszeit und in gesunder Kombination mit anderen Biostoffen zu sich zu nehmen.

Wissenswertes über Fettzellen

▶ Sie sind bis zu einem millionstel Gramm schwer, können aber über das 100fache aufquellen.

▶ Sehr schlanke Menschen haben oft nur 20 Milliarden Fettzellen, sehr dicke Menschen bis zu zehnmal mehr.

▶ Auch die Anzahl der Fettzellen spielt eine Rolle: Übergewichtige haben bis zu dreimal mehr Fettzellen als Menschen mit Normalgewicht.

▶ Fettzellen entstehen von der Kindheit bis zur Pubertät.

▶ In jeder Fettzelle herrscht hohe Betriebsamkeit. Hormonelle Impulse aktivieren ständig den Ein- und Abbau von Triglyzeriden (Fettmolekülen).

▶ Diese Fettmoleküle sind das typische Speicherfett, das so manchen Abnehmwilligen zur Verzweiflung bringt.

nahme gegen die eindringende Kälte haben sie aber stets deftig gegessen. So hat sich eine genetische Basisveranlagung zum Dickwerden eingeprägt.

Präadipozyten – die heimliche Gefahr

Das eigentliche Problem für viele übergewichtige Männer und Frauen steckt in diesen »Vorfettzellen«. Die hat die Natur vorsorglich jedem mitgegeben, quasi als Extrarucksack für Sonderrationen an Fett, die vielleicht irgendwann benötigt werden.

Selbst jeder schlanke Mensch hat rund 60 Milliarden davon. Die Präadipozyten stecken im Unterhautgewebe und rund um die Organe; sie enthalten nur jeweils den hundertsten Teil eines millionstel Gramms, also praktisch null Fett. Trotzdem haben viele Menschen Ärger damit. Bei anhaltender Fehlernährung und Fehlverhalten füllen sie sich allmählich. Sie können im Extremfall bis zu 50 Kilogramm Fett aufnehmen.

Ein Relikt aus der Vorzeit

Heute sind Menschen der westlichen Welt in keinster Weise mehr auf Präadipozyten angewiesen. Sie sind ein Relikt aus prähistorischer Zeit, als wir vermutlich auch in eisige Regionen vordrangen und deshalb mehr schützende Fettschichten haben mussten.

In ein paar hundert Millionen Jahren verändern sich Gene und Zellprogramm kaum. Unter dem Mikroskop sehen unsere Zellen immer noch genauso aus wie damals. Unser Genotyp (die Summe aller rund 30 000 aktiven Gene) deckt sich heute noch zu ca. 99 Prozent mit dem der Schimpansen, unserer unmittelbaren Verwandten.

Präadipozyten sind Speicherzellen, die zu Fettzellen werden können. Sie sind die lauernde Bedrohung für alle, die sich hartnäckig falsch ernähren.

> Nur durch die hohe Anzahl von Präadipozyten im Körper ist es überhaupt möglich, so viel Fett zu speichern, dass ein krankhaft Übergewichtiger sich in ein nahezu bewegungsunfähiges Fettgebirge verwandeln kann.

FETT – FREUND UND FEIND DES KÖRPERS

Die Rolle der Triglyzeride

▸ 98 Prozent der rund 100 bis 140 Gramm Fett, die wir täglich zu uns nehmen, stellen die Triglyzeride.

▸ Knapp zwei Prozent steuern so genannte Phospholipide bei, die aber mit unserem Übergewicht kaum etwas zu tun haben.

▸ Darüber hinaus sind noch weitere Fettsäuren auf dem Essensteller, allerdings in Minimengen, wie z. B. Fettsäuren in pflanzlicher Kost, die beim Abspecken mithelfen können.

Triglyzeride sind Moleküle; sie bestehen aus drei Fettsäuren, die jeweils an ein Glyzerinmolekül gebunden sind. Es gibt sie massenweise in der Natur, in Pflanzen (z. B. im Lezithin) ebenso wie in Tieren. Die Fettsäuren werden gespeichert und als Brennstoff für Körperenergie verheizt, sie werden aber auch für den Bau anderer wichtiger Körpersubstanzen gebraucht. Deshalb ist es wichtig, Fett zu essen.

Triglyzeride können (genau wie das Cholesterin) im Blut nur als Eiweißpäckchen weitergeleitet werden. Wären sie nicht verpackt, würden sie wie kleine Fetttröpfchen im Blut schwimmen.

Gesättigte Fettsäuren satt: Zu viel tierische Fette lassen den Cholesterinspiegel steigen und sind auch ein Risikofaktor für Gicht.

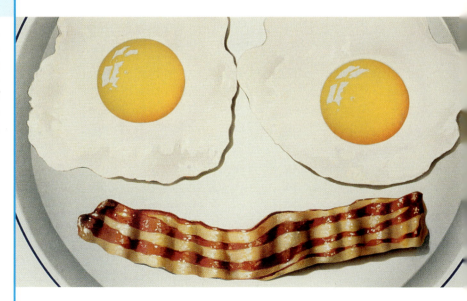

In Muskeln besser aufgehoben

Im Stoffwechsel sind Triglyzeride lebenswichtig, als Depotspeck sind sie nichts weiter als Heizmaterial, das hin- und herverfrachtet wird. Wir müssen also praktisch die Triglyzeride in unserem Bauch und auch jene, die neu aus der Nahrung ins Blut gelangen, schlankheitsdienlich verwerten. Im Hüftspeck machen sie träge, in Muskelzellen verwandeln sie sich in gewaltige Energiemoleküle, wie z. B. Azetylkoenzym A. Als solche machen sie uns vital und dynamisch. Die gute oder die böse Rolle spielen dabei stets die drei Fettsäuremoleküle, die im Triglyzerid gebunden sind.

Was Fettsäuren eigentlich sind

Fettsäuren sind die Hauptbestandteile der Nahrungslipide, z. B. in Butter, Fleisch oder auch in Ölen. Wenn Nahrungsfette oder -öle gespalten werden, entstehen Fettsäuren. Sie unterteilen sich in gesättigte oder ungesättigte Fettsäuren.

Die gesättigten Fettsäuren heißen so, weil ihre hungrigen Ärmchen alle mit einem Partner besetzt sind. Sie sind sozusagen satt und haben deshalb wenig Interesse an weiteren Bindungen im Stoffwechsel. Mit anderen Worten: Sie sind nicht stoffwechselaktiv, wenn sie in Triglyzeride eingeschlossen im Bauchspeck landen und auch dort bleiben.

▶ Enthalten sind sie vorwiegend in tierischen Fetten, also z. B. in Fleisch, Wurst oder auch in Butter.

Die ungesättigten Fettsäuren heißen so, weil sie mehr oder weniger viele Ärmchen haben, die frei sind, also ungebunden. Sie sehnen sich – kaum sind sie im Stoffwechsel – ganz stürmisch nach einem Partner. Deshalb verhalten sie sich im Stoffwechsel sehr aktiv.

▶ Enthalten sind die ungesättigten Fettsäuren vor allem in Pflanzenölen, in fettreichen Pflanzen und in Kaltwasserfischen.

> Besonders nachteilig auf den Triglyzeridgehalt im Blut wirkt sich die Kombination von Alkohol und schnell resorbierbarem Zucker aus. Die Kombination ist beispielsweise in Likören enthalten.

Allen Warnungen zum Trotz propagiert die Mode weiterhin für Frauen das Ideal einer fast asketischen Magerkeit. Schönheitsidole unserer Eltern wirken heute wie mollige Matronen, und ähnlich proportionierte Frauen kämpfen verbissen gegen vermeintlich überflüssige Pfunde an.

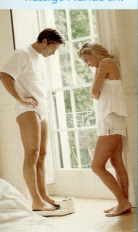

Mein Fett – dein Fett: Frauen benötigen einen höheren Körperfettanteil.

Gesättigte Fettsäuren machen dick, ungesättigte helfen dagegen beim Abspecken. Eine Nahrungsempfehlung lautet: Jeweils ein Drittel gesättigte und zwei Drittel ungesättigte Fettsäuren stellen die optimale Kombination dar.

Männerspeck und Frauenfett

Frauen sind von der Natur für das Kinderkriegen ausgerüstet worden. Während der Schwangerschaft muss das Heranwachsende stets gut genährt sein. Auch seine Zellen produzieren bereits Energie – u. a. auch aus Fettsäuren. Was ebenfalls wichtig ist: Embryos müssen im Mutterleib gegen alle möglichen Stöße gepolstert sein. Deshalb hat die Natur der Frau mehr Fettgewebe zugeordnet.

▶ Jungen setzen bis zur Pubertät rund acht Prozent ihres Körpergewichts in Fett an.

▶ Mädchen bekommen ihre erste Menstruation (die Menarche) oft erst, wenn 20 Prozent des Körpergewichts aus Fett bestehen.

▶ Während der Schwangerschaft setzen Frauen oft weiter Fett an, weil sich ihr Körper auf den erhöhten Kalorienbedarf beim Stillen vorbereitet.

▶ Um zu überleben, reicht Männern ein Körperfettanteil von drei Prozent. Frauen hingegen benötigen dafür zwölf Prozent.

▶ Mädchen und Frauen setzen deshalb oft mehr Fett an als Jungen oder Männer, wenn sie z. B. Mohrenköpfe oder eine Currywurst mit Pommes frites essen und dazu vielleicht noch Limo trinken.

▶ Ebenso tut sich das weibliche Geschlecht schwerer, Bauchspeck mit Hilfe von Gymnastik und Sport abzutrimmen.

▶ Hinzu kommt, dass Frauen mental häufig weit mehr unter Übergewicht leiden als Männer.

▶ Rund 74 Prozent aller Frauen über 40 Jahren erklären, dass sie zu viel wiegen. Bei Männern sind es gerade mal 44 Prozent.

Die unsichtbare Gefahr – das Fett im Blut

Neben dem Depotspeck im Bereich von Bauch, Hüften, Po und Oberschenkeln gibt es noch andere ungesunde Fettkumulationen im Körper: Fett- und Cholesterinmoleküle, die im Blut zirkulieren, die so genannten Blutlipide. Unser Blutkreislauf ist sehr gutartig und befördert alles, was ihm anvertraut wird, weiter. Aber glücklich ist unser Blut nicht, wenn ihm Eiweiß-, Purin- oder auch Fettpartikel in einer solchen Häufung mitgegeben werden, wie sie im Transportprogramm eigentlich nicht vorgesehen sind.

Das Blut bemüht sich dann, sich von derlei Müll zu befreien, ihn über die Nieren oder die Haut auszuscheiden oder ihn in Körperzellen hineinzutransportieren.

Körperzellen nehmen aber Blutlipide nur in bestimmter Form und Qualität auf. Und hier beginnt das große Problem: Wir spielen Tennis, sitzen vor dem Fernseher, gehen zum Einkaufen oder fahren in Urlaub – von den Alarmzuständen in unserem Inneren spüren wir nichts. Die Lipide schleichen sich unbemerkt ins Blut.

Gefäße drohen zu verstopfen

Unser Blutkreislauf verästelt sich über ein Netz von 100 000 Kilometer Länge – bis zu den allerfeinsten Kapillaren. Diese umschließen als hauchzarte Nährstofftransportwege die winzigen Körperzellen. Die Wände dieser Gefäße sind oft gerade mal molekülstark. Wenn nun fette Lipide oder Cholesterinmoleküle angeschwommen kommen, drohen sie zu verstopfen. Sogar rote Blutkörperchen müssen sich durch solche Miniadern einzeln durchquetschen. Wenn Arterien rissig sind, verhaken sich möglicherweise Moleküle; es entstehen die Anfänge einer bedrohlichen Arteriosklerose.

> Wenn es zu einer krankhaften Erhöhung der Cholesterinwerte im Blut kommt, ist nie ein einzelnes Lebensmittel daran schuld. Neben der Ernährung spielen Erbfaktoren, Krankheiten der Leber, Nieren, Schilddrüse und Bauchspeicheldrüse sowie Genussgifte und die Lebensführung eine Rolle.

FETT – FREUND UND FEIND DES KÖRPERS

Das Blut bittet die Körperzellen, Fettmoleküle aufzunehmen. Doch der Stoffwechsel der Zellen hängt tief, die Zellen brauchen kein zusätzliches Fett und auch kein Cholesterin. Die Leber, die das meiste Fett und Cholesterin ins Blut entsendet, nimmt kaum etwas davon wieder zurück. Der Grund: Weil sich der Mensch monate- oder jahrelang falsch ernährt hat, sind die Rezeptoren, die Landeplätze, verkümmert, über die unbenötigte Lipide wieder aufgenommen werden (um z. B. zu Gallensäure verarbeitet zu werden). Als Folge davon steigen die Blutfettwerte unerbittlich an, zu gefährlich hohen Konzentrationen. Das Blut schreit sozusagen um Hilfe – und wir hören es nicht.

> Die Deutschen nehmen im Durchschnitt täglich etwa 600 Milligramm Cholesterin zu sich ... das ist das Doppelte des empfohlenen Tagesbedarfs. Wer eine Disposition zu Arteriosklerose besitzt, sollte sich an diese Mengenempfehlung halten, obwohl die Rechnung »Viel Nahrungscholesterin ergibt viel Blutcholesterin« nicht stimmt.

Cholesterin – die heimliche Bedrohung

Frauen bestehen rund zur Hälfte aus Wasser, Männer (die weniger Fettgewebe haben) bis zu 60 Prozent. Babys bestehen sogar bis zu 77 Prozent aus dem nassen Element. Körperzellen sind angefüllt mit Wasser, sie schwimmen auch in Wasser, der so genannten extrazellulären Flüssigkeit. Daher muss es natürlich in unserem Innern etwas geben, was verhindert, dass das Wasser aus unseren Zellen herausläuft. Alle Körperzellen haben daher abdichtende Schutzhüllen. Und unsere Haut ist u. a. auch so eine Dichtung. Schutzhüllen und Haut müssen extrem flexibel sein und Wasser abweisen. Dies funktioniert nicht ohne Lipidstoffe wie Cholesterin. Diese Substanz wird von Gehirn und Nerven dringend gebraucht, auch von der Leber und vom Blut, für die Produktion von Sex- und Stresshormonen und von Vitamin D sowie für den ölig feuchten Schutzfilm der Haut.

Die Natur hat dafür gesorgt, dass unseren Zellen unablässig Cholesterin zugeführt wird. Wir nehmen es über die Nahrung auf, unsere Leber kann es aber auch selbst synthetisieren. Cholesterinmangel ist demnach selten, viel häufiger ist ein zu hoher Cholesteringehalt.

STEIGENDER CHOLESTERINSPIEGEL

Die Verpackung macht den Unterschied

Oft ist vom guten und vom bösen Cholesterin die Rede. Dies erklärt sich ganz einfach: Weil Cholesterin eine Fettsubstanz ist, löst es sich in Wasser nicht auf, kann also im Blut nicht einfach herumschwimmen. Das ist genauso, wie wenn man Öl in Wasser gießt: Es schwimmt immer in Tröpfchen oder Fettaugen oben oder setzt sich am Rand an.

Deshalb basteln Darm und Leber Transportkügelchen aus Eiweiß und so genannten Phospholipiden und packen das Cholesterin zum Verschicken dort hinein. Unsere Leber ist aber noch cleverer: Weil auch die Triglyzeride und die freien Fettsäuren im Blut nicht schwimmen können, verfrachtet sie diese ebenso in kleine Versandkügelchen (Lipoproteine). Je höher der Fettanteil dieser Kügelchen ist, desto schlechter nennt man das Cholesterin, das an sich recht unschuldig ist. Man unterscheidet Versandkügelchen geringer und hoher Dichte.

Besonders cholesterinreich sind:
- Innereien
- Eier
- Geflügelhaut
- Butter

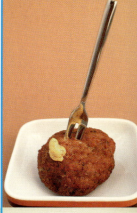

Die verschiedenen Cholesterinarten

- VLDL (Very Low Density Lipoprotein, zu Deutsch: Lipoprotein mit sehr geringer Dichte) enthält wenig oder kaum Cholesterin, dafür rund 90 Prozent Triglyzeridfett und wird deshalb als böse bezeichnet.
- LDL (Low Density Lipoprotein, Lipoprotein mit geringer Dichte) entsteht aus den VLDL-Partikeln und gilt ebenfalls als böse, weil der Anteil an dick machenden Fettmolekülen immer noch sehr hoch ist. Fett ist leichter als Wasser (wie z. B. an den auf der Suppe schwimmenden Fettaugen sichtbar) und hat eine geringere Dichte – daher rührt die Bezeichnung LDL.
- Bei HDL (High Density Lipoprotein, Lipoprotein mit hoher Dichte) handelt es sich um Transportkügelchen, die wenig Fett enthalten und eine höhere Dichte haben. HDL wird deshalb als gutes Cholesterin bezeichnet.

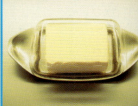

Um Cholesterinbomben sollten Sie einen großen Bogen machen.

Die Cholesterinwerte

▶ Kinder und sehr junge gesunde Menschen haben niedrige Gesamtcholesterinwerte von etwa 120 Milligramm pro 100 Milliliter Blut. Für erwachsene Menschen gilt alles als vorbildlich, was unter dem Wert 200 oder gar 180 liegt.

▶ Wenn diese Konzentrationen über 250 oder gar 275 steigen, sind sie nicht mehr normal, sondern ungesund. Viele Menschen haben ständig Werte zwischen 250 und 400, andere sogar Werte von 600 und darüber. Diese Menschen haben ein stark erhöhtes Risiko, an Arteriosklerose oder an einem Herzleiden zu erkranken.

▶ Selbst wenn der Anteil des guten HDL-Cholesterins am Gesamtcholesterin sehr hoch ist, sind diese Risiken nicht automatisch ausgeschlossen.

Vor 20 Jahren wurde Butter als Hauptverursacher von hohen Blutfettwerten verteufelt. Inzwischen ist unser liebster Brotaufstrich rehabilitiert: In sparsamen Mengen genossen, hat Butter trotz des hohen Cholesteringehalts durchaus gesundheitlichen Wert.

Rezeptoren werden abgebaut

Unsere Körperzellen haben außen an ihrer Schutzhülle mikroskopisch kleine Ankerplätze (so genannte Rezeptoren) für die bösen LDL-Lipoproteine. Die krallen sich dort fest und entleeren ihren Inhalt ins Innere der Zelle. Die belieferte Zelle verwendet diese Lipide dann für ihren eigenen Stoffwechselbedarf.

Genau hier liegt das Problem der Cholesterinkandidaten: Wenn die Zellen »satt« sind, brauchen sie kein Blutfett mehr und bauen deshalb einen oft erheblichen Teil ihrer Rezeptoren einfach ab. Jetzt können die Lipide nicht mehr in die Zellen hinein, sind also dazu verdammt, weiter im Blut zu zirkulieren.

Die Leber baut Fett nicht mehr um

Die guten HDL-Moleküle schwärmen normalerweise aus, um das gefährliche LDL-Cholesterin im Blut einzufangen und in die Leber zurückzutransportieren, wo z. B. Gallensäure daraus gemacht wird.

Doch das Verhängnis nimmt oft seinen Lauf: Wer längere oder lange Zeit übergewichtig oder dick ist, baut von Monat zu Monat immer mehr unverzichtbare Ankerplätze an den Außenhüllen der Leberzellen ab – genau diejenigen, an denen das gute Cholesterin die eingesammelten Fettmassen abliefern will. Für die Lipide gibt es dann kein Entrinnen mehr, ihre Konzentration im Blut steigt immer weiter an.

Typische Cholesterinkandidaten

Manche Menschen können essen, was sie wollen – sie behalten trotzdem ganz normale Cholesterinwerte. Andere verzichten fast vollständig auf Fett, Eier oder andere Cholesterinträger – ihre Blutfettwerte bleiben dennoch bedrohlich hoch. Dabei zirkulieren stets nur etwa zehn Prozent des Körpercholesterins im Blut, der Rest sitzt im Gewebe.

Dass manche Menschen sich so schwer tun, ihr Cholesterinproblem in den Griff zu kriegen, hat seine Gründe: Nur rund 15 Prozent des Blutcholesterins stammen aus dem, was bei der Mahlzeit auf dem Teller liegt; rund 85 Prozent hat der Organismus selbst hergestellt. Das meiste davon in der Leber, einiges im Dünndarm – und nicht zuletzt sind sogar Körperzellen in der Lage, Cholesterin für ihren eigenen Bedarf zu synthetisieren. Deshalb kann ein Mensch, der sich sehr gesund ernährt, durchaus einen hohen Cholesterinspiegel aufweisen.

Jeder Mann bzw. jede Frau hat einen ganz und gar eigenen Cholesterinhaushalt und absorbiert unterschiedlich viel Cholesterin aus dem Nahrungsbrei – das können zwischen 20 und 90 Prozent sein. Beim einen scheidet der Darm also das meiste wieder aus, beim anderen wird nahezu jedes einzelne Cholesterinmolekül ins Blut aufgesaugt.

> Hohe Blutfettwerte lassen sich auf lange Sicht am ehesten durch eine geduldige Umstellung der Lebensweise senken. Dazu gehören der Abbau von Übergewicht, eine ausgewogene Ernährung, weniger Alkohol und Nikotin und mehr körperliche Bewegung.

Weitere Risikofaktoren

Seit Mitte der 1990er Jahre öffnen sich der Wissenschaft neue Einblicke in Zusammenhänge rund um das Cholesterin. Andere Ursachen für die Modekrankheit werden als eigentliche Übeltäter genannt – Faktoren, die insbesondere die Serumkonzentrationen des guten HDL-Cholesterins senken:

- Übergewicht
- Mangel an körperlicher Aktivität
- Rauchen
- Einnahme bestimmter Medikamente, z. B. Beta-Blocker (bei erhöhtem Blutdruck), Anabolika (für den Muskelaufbau), Diuretika (entwässernde Mittel) oder Progesteron (gegen prämenstruelles Spannungsgefühl in den Brüsten)

Übergewichtige und dicke Menschen haben oft niedrige HDL-Werte: Wenn sie an Gewicht verlieren, steigen die Konzentrationen an diesem guten Cholesterin an.

Vegetarier leiden nur äußerst selten an erhöhten Cholesterinwerten. Wenn tierische Fette auch nur eine Ursache für die Erkrankung sind, so lassen sich die Werte doch über eine vorwiegend pflanzliche Ernährung positiv beeinflussen.

Warnzeichen dicker Bauch

Neueste wissenschaftliche Studien kommen zu folgendem Ergebnis: Je mehr Speckpolster im Bauch sitzen – wie beim typischen so genannten Bier- oder Schmerbauch –, desto eher klettern die Cholesterinwerte nach oben. Dieser Bauch ist kennzeichnend für sehr übergewichtige Männer bzw. für Frauen nach der Menopause. Wenn dagegen das meiste Fett im Bereich von Po und Oberschenkeln deponiert ist, steigen die Cholesterinwerte generell weniger stark an.

Die genauen Ursachen für diesen Mechanismus sind nicht eindeutig geklärt. Fett- und Zellforscher glauben: Wenn Fettsäuren aus den Bauchspeckdepots ins Blut freigesetzt werden, strömen sie zielstrebig der Pfortader zu, der mächtigen Vene, die das gesamte venöse Blut sammelt, das aus dem Bauchraum zur Leber fließt. Die Fettsäuren stimulieren dann die Leber, neue Lipoproteine herzustellen und somit vermehrt Cholesterin ins Blut abzugeben.

Jenseits der 50 steigen die Werte

Auch das jeweilige Alter und das Geschlecht spielen eine Rolle beim Aufbau eines individuellen Cholesterinspiegels. Männer haben bis etwa zum 50. Lebensjahr meist niedrigere HDL-Werte (also weniger gutes Cholesterin) und höhere LDL-Werte (also mehr böses Cholesterin) als Frauen.

Bei Frauen steigen die Konzentrationen nach dem 50. Lebensjahr oft steil an – eine Erklärung dafür, warum Frauen bis etwa zur Lebensmitte weniger Herzanfälle haben als Männer, nach der Menopause aber »aufholen«. Möglicherweise wirken Östrogenmedikamente dann cholesterin- und LDL-senkend. Freilich müssen die möglichen Nachteile einer Östrogenbehandlung berücksichtigt werden (z. B. die statistisch erhöhte Anfälligkeit für Krebserkrankungen).

Der Cholesterinirrtum

Viele Betroffene sind überzeugt, das falsche Essen sei schuld an ihren hohen Cholesterinwerten. Die wissenschaftliche Wahrheit sieht anders aus: Zwar erhöhen beispielsweise Eigelb, Hirn, Nieren, Leber und Geflügelhaut die entsprechenden Konzentrationen, weit mehr aber treiben die gesättigten Fettsäuren den Spiegel in die Höhe. Tierische Produkte enthalten oft sowohl viel gesättigte Fettsäuren als auch viel Cholesterin.

Irreführend ist auch der Hinweis »cholesterinfrei« auf der Verpackung. Menschen, die derlei Produkte essen, wähnen sich im Glauben, dass nun der Cholesterinspiegel nicht weiter steigen kann.

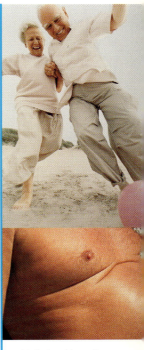

Aktiv im Alter: Dem Schmerbauch können Sie mit gesunder Ernährung und regelmäßiger Bewegung begegnen.

Erstaunlicherweise können die Werte des guten HDL sogar sinken, wenn in der Küche überhaupt keine gesättigten Fettsäuren mehr verwendet werden: dann nämlich, wenn die Ernährung auf Kohlenhydratreiches und auf mehrfach ungesättigte Fettsäuren umgestellt wird.

Gesättigte pflanzliche Fette oder Öle wie Palmöl oder Kokosnussfett enthalten z. B. keinerlei Cholesterin, treiben Cholesterinwerte aber trotzdem nach oben. Dasselbe gilt natürlich für alle Lebensmittel, für deren Herstellung diese Fette und Öle Verwendung finden (wie z. B. Cremespeisen und Backwaren).

Wie die Werte steigen oder fallen

Die Natur mag es nicht, wenn Menschen zu viel von der bösen Fettsubstanz im Blut haben. Immer mehr lernen Wissenschaftler, deren Sprache zu verstehen. Und sie sehen auch genau hin, wenn ihnen die Natur zeigt, was man machen muss, um Cholesterinwerte zu senken. Die Natur gibt ihr Geheimnis aber nur Leuten preis, die wirklich erfahren wollen, was es mit diesem verhexten Cholesterinspiegel auf sich hat, wie er sich im Körper auf- und abbaut.

Voraussetzung für eine erfolgreiche Selbsttherapie ist, einen Blick auf den eigenen Cholesterinhaushalt zu werfen und die Zusammenhänge kennen zu lernen: Wir essen Cholesterin und stellen es selbst her. Damit nicht zu viel davon in unseren Körper gelangt, hat die Natur die Aufnahme aus den Darmschleimwänden gedrosselt, auf etwa 300 bis 500 Milligramm pro Tag.

Der Einfluss der Triglyzeride

Eine triglyzeridreiche Kost (z. B. fette Wurst, fettes Fleisch) treibt die Cholesterinaufnahme an die oberste Grenze. Der Grund: Die Triglyzeride – also die Fettmoleküle – sorgen im Darm für die Vermehrung so genannter Mizellen; das sind Moleküle, die die Fettaufnahme ins Blut vorbereiten. Dadurch kann der Darm nach dem deftigen Eisbein oder dem knusprigen Grillhähnchen wesentlich mehr Cholesterin ins Blut versenden. Nach einer cholesterinreichen Mahlzeit klettert der Spiegel um weitere rund 15 Prozent nach oben.

Träge Verdauung belastet zusätzlich

Gefährlich wird es, wenn wesentlich mehr Cholesterin verzehrt wird, als Darmschleimhaut und Blut aufnehmen können. Es wird dann im Dick- und im Mastdarm durch Bakterien abgebaut, wobei Krebs erregende Substanzen entstehen.

Das Risiko eines vor allem bei Männern häufiger auftretenden Dickdarmkrebses erhöht sich zusätzlich, weil cholesterinreiche Mahlzeiten durchweg arm an Ballaststoffen (die Fasern in Gemüse, Rohkost, Salat usw.) sind. Aus diesem Grund braucht der Nahrungsbrei viel länger für die lange Passage zwischen Dünn- und Enddarm – giftig faulende, gärende Rückstände werden nicht rechtzeitig ausgeschieden und belasten die sensiblen Darmschleimhäute.

Gesünder – pflanzliches Cholesterin

Pflanzen produzieren eine cholesterinähnliche Substanz (die Sterine). Ein richtig schöner Gemüseteller schickt massenweise solche so genannten Sterine in den Darm, die dort tatkräftig mit den tierischen Cholesterinmolekülen um die Aufnahme ins Blut konkurrieren. Den Darmzellen ist dabei das Pflanzencholesterin übrigens viel lieber; sie scheiden das ungesunde tierische Cholesterin nur allzu gern aus.

Der Großteil des Cholesterins im Blut stammt aus Eigenproduktion vorwiegend in der Leber. Deshalb lässt sich der Cholesterinspiegel allein durch cholesterinarme Kost nur begrenzt senken. Trotzdem: Eine Ernährung mit wenig Cholesterin, also mit wenig gesättigten tierischen Fettsäuren und tierischem Eiweiß, führt zwangsläufig zu einem Absinken der oft bedrohlichen Werte. Auch Kaltwasserfisch mit seinem Reichtum an Fischölen (und den darin enthaltenen Omega-Fettsäuren) hilft beim Abbau von erhöhten Cholesterinwerten im Blut.

> Sonnenblumen-, Soja- und Maisöl senken zwar böses Cholesterin, im gleichen Ausmaß aber auch das gute. Vernünftiger: das einfach ungesättigte Olivenöl kaufen, das gutes Cholesterin weniger stark senkt.

Die Laborwerte bringen es an den Tag

Man merkt und spürt es nicht, wenn man zu viel Cholesterin im Blut hat. Ärzte nennen das unsymptomatisch, weil es keine Symptome gibt. Wenn sie aber im Labor das Blut eines entsprechenden Kandidaten sehen, wissen sie gleich Bescheid: Wenn das Blutserum wolkig ist, steckt zu viel VLDL drin, das böse Basischolesterin, aus dem das ebenfalls böse LDL entsteht. Dieses LDL ist tückisch, weil es in hohem Grad zur Entstehung von Arteriosklerose beiträgt. Der Mechanismus ist wissenschaftlich noch nicht eindeutig geklärt.

Wenn sich der behandelnde Arzt für die moderne Genforschung und Molekularbiologie interessiert und sich über brandneue Erkenntnisse auf dem Laufenden hält, wird er dafür sorgen, dass das Blut des Patienten im Labor genau unter die Lupe genommen wird. Der Patient muss zunächst über Nacht 12 bis 14 Stunden lang fasten; danach werden mindestens dreimal die Fettstoffe im Blutplasma gemessen. Sind die Werte extrem hoch, werden auch die nächsten Angehörigen zu einem Diagnoseverfahren gebeten.

> Einer trägen Verdauung durch reichlich Pflanzenfasern in Gemüse und Vollkornprodukten auf die Sprünge zu helfen, das hilft sowohl bei der Senkung des Cholesterinspiegels als auch beim Abbau von Fettpolstern.

Was die Blutanalyse verrät

Der Arzt schaut sich im Labor die LDL-Partikel ganz genau an. Wenn diese groß und aufgequollen herumschwimmen, atmet er erst mal erleichtert auf. Äußerst tückisch und gefährlich sind hingegen die kleinen, dichten LDL-Partikel des bösen Cholesterins: Sie signalisieren ein dreifach höheres Herzinfarktrisiko.

Zudem gibt es das »Killercholesterin«, das noch gefährlicher ist: Lp(a) nennen Wissenschaftler diese LDL-Variante. Die Moleküle kreisen im Blut wie Haifische im Meer, mitunter in so geringen Konzentrationen, dass sie bei der Analyse gar nicht entdeckt werden. Aber es gibt Menschen, die pro Liter Blut ein ganzes Gramm davon haben. Typisch dafür sind Patienten, die bereits herzkrank sind oder die an Durchblutungsstörungen im Gehirn leiden. Steigen Lp(a)-Werte auf 300 Milligramm pro Liter an, herrscht Alarmstimmung. Der Grund: Die Lp(a)-Konzentrationen unterliegen der genetischen Kontrolle aus den Zellkernen heraus. Das bedeutet, dass sie weder über die Ernährung noch durch Medikamente wesentlich zu beeinflussen sind.

Die Varianten erhöhter Werte

Hat der Arzt eine Erhöhung festgestellt, will er auch wissen, welche Form der so genannten Hypercholesterinämie, einer krankhaft erhöhten Cholesterinkonzentration, sein Patient hat. Hier gibt es sehr unterschiedliche Arten.

▸ Typ 2a: Die Triglyzeridwerte, also der Blutfettspiegel, sind normal; Cholesterin und sein »Bluttaxi« LDL sind erhöht.

▸ Typ 2b: Der Patient hat sowohl zu viel Cholesterin als auch zu viele Triglyzeride im Blut, die bösen LDL- und VLDL-Partikel sind bedrohlich erhöht, und sein Stoffwechsel produziert zu viel Apo-B;

Was bei hohen Werten zunächst helfen kann, sind Gaben von Niazin, dem Vitamin B3. Auf welche Weise dieses Vitamin die Cholesterinwerte senkt, ist bislang ungeklärt.

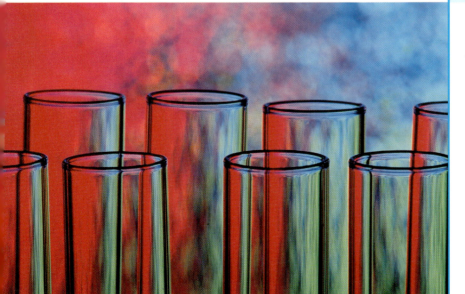

Eine Blutuntersuchung gibt Aufschluss über die genaue Verteilung der Cholesterinvarianten.

das sind ebenjene »Bluttaxis«, in die das Cholesterin zum Transport eingeschlossen wird. Dass zu viel Apo-B hergestellt wird, signalisiert bereits, dass der gesamte Cholesterinstoffwechsel gefährlich aus der Balance geraten ist.

▶ Die familiär bedingte Cholesterinüberkonzentration erkennt der Arzt sofort daran, dass die LDL-Partikel beängstigend klein und dicht sind und dass ebenfalls zu viel Apo-B herumschwimmt, nämlich mehr als 1300 Milligramm pro Liter Blut.

▶ Außerdem gibt es bei Cholesterinpatienten noch Typ 3, Typ 4 und Typ 5 mit jeweils variierendem Verhältnis von bösem Cholesterin zu Triglyzeriden im Blut.

Typisch ist die vererbte Form zu hoher Blutfettwerte, wenn in der Familie bereits Herzkrankheiten vor dem 55. Lebensjahr aufgetreten sind. Verantwortlich sind oft Gendefekte. Meist haben die Betroffenen schon von Geburt an erhöhte Cholesterinwerte.

Die wichtigsten Gegenmaßnahmen

▶ Sich mehr bewegen: Beginnen Sie mit leichten Fitnessübungen, Radfahren oder Wandern, dann können Sie allmählich steigern.

▶ Auf das Rauchen verzichten: Das ist nicht nur eine Wohltat für Ihren Cholesterinhaushalt, sondern natürlich ein Segen für den gesamten Organismus.

▶ Runter mit dem Körpergewicht: Die Programme dafür finden Sie ab Seite 142 in diesem Buch.

▶ Stress abbauen: Der stimuliert nämlich die körpereigene Synthese von Stresshormonen wie Noradrenalin, Adrenalin oder Kortisol, die wiederum die Leber beauftragen, mehr Cholesterin herzustellen und an das Blut abzugeben.

▶ Öfter an die Sonne oder ans helle Tageslicht: Photonen (Lichtteilchen) der Sonne stimulieren in der menschlichen Haut die Produktion von Vitamin D. Dieses hormonähnliche Vitamin aktiviert als so genannter Transkriptionsfaktor in den Genen Vitalimpulse. Dadurch läuft der Gesamtstoffwechsel auf höheren Touren; im Körper werden mehr Fett und Cholesterin verbraucht.

DEN SPEISEPLAN UMSTELLEN

Ernährungstipps bei zu hohen Cholesterinwerten

▶ Nur wenig extrem cholesterinreiche Lebensmittel wie Innereien, Geflügelhaut oder Eigelb essen.

▶ Wenig Lebensmittel essen, die sehr reich an gesättigten Fettsäuren sind, wie z. B. Wurst oder fettes Fleisch.

▶ Den Verbrauch an Butter, fetten Käsesorten, Eiscreme, Torten, fettigen Saucen, Snacks, Desserts, Dips oder Mayonnaise drastisch einschränken.

▶ Statt rotem Fleisch lieber Fisch oder Geflügelfleisch ohne Haut essen.

▶ Viel Obst, Salat, Rohkost, Gemüse und Biokartoffeln mit Schale essen. Sehr gut geeignet sind auch Avocados.

▶ Wenig helle Mehlprodukte oder Teigwaren essen.

▶ Möglichst ganz auf Vollkornprodukte umsteigen.

▶ Auf Zucker, Süßes und süße Getränke mehrere Monate lang am besten völlig verzichten.

▶ In der Küche Pflanzenöle verwenden, aber in Maßen. Ideal ist Olivenöl.

▶ Jodiertes Salz bzw. Meersalz verwenden (es kurbelt die Schilddrüsentätigkeit und den Stoffwechsel an).

▶ Den Alkoholkonsum deutlich reduzieren.

▶ Als Imbiss zwischendurch ballaststoffreiches Trockenobst essen.

▶ Unmittelbar vor der Hauptmahlzeit 1 Esslöffel Apfelessig mit Wasser oder Apfelsaft verquirlt bzw. den Saft von 1 Zitrone trinken. Dadurch wird die Eiweißverwertung wesentlich verbessert.

▶ Sojalezithin aus dem Reformhaus: Es enthält viel Cholin und Inositol (beides sind fettähnliche B-Vitamine), die Cholesterin im Körper transportfähig und verwertbar machen, so dass es sich nicht im Blut anreichert.

▶ Bierhefe und Melasse: Sie sind beide reich an Spurenelementen und B-Vitaminen, wie z. B. Niazin (B3), das in bestimmten Fällen cholesterinsenkend wirkt.

Auch wenn's schwer fällt: Machen Sie bei erhöhten Cholesterinwerten einen Bogen um Fertiggerichte. Diese Mahlzeiten strotzen meist nur so von ungesunden Fetten, zu viel Zucker und Salz.

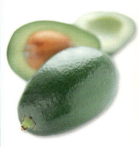

Steigen Sie um auf eine vollwertige Ernährung mit viel Gemüse und Salat.

Stoffwechselprobleme und Leistungsabbau – die schlimmen Folgen von Schlankheitsdiäten

Schluss mit dem Diätwahn

Nie wieder harte Hungerkuren

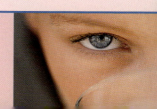

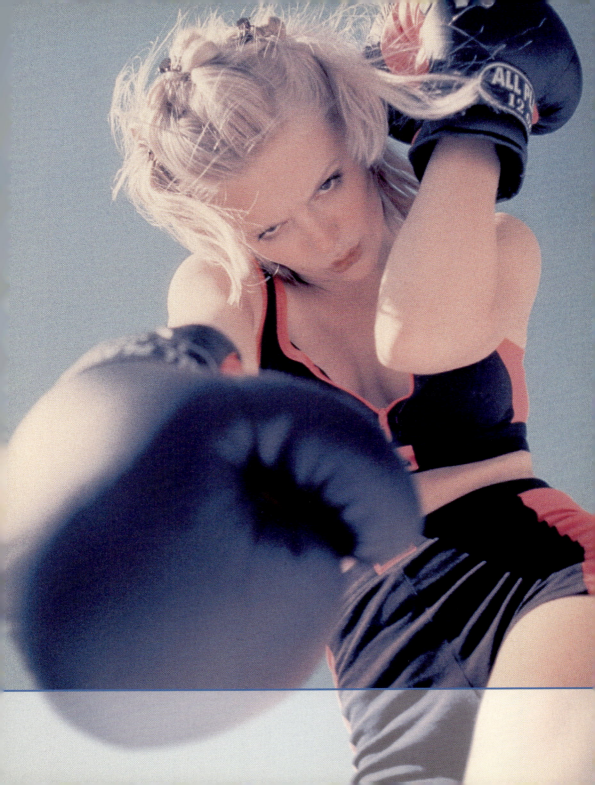

Hungern macht krank

In jedem Jahr werden zahlreiche neue, angeblich unfehlbar wirkende Diätkuren popagiert, oft alte Hüte unter neuem Namen. Fast immer beruhen sie auf einer extrem einseitigen Kost, die dem Körper wichtige Biostoffe vorenthält und mehr schadet als nützt.

Nur wohlgenährte Zellen sind leistungsfähig. Die Zellen aller Tiere in freier Natur sind das, weil die sich ausschließlich von gesundem Futter ernähren. Tiere kämen niemals auf die Idee, erzwungenermaßen eine Schlankheitskur zu machen. Wir Menschen aber ernähren uns schlecht und unterwerfen uns zu großem Stress. Der entzieht dem ohnehin falsch ernährten Organismus zusätzlich Nährstoffe.

Der Körper reagiert nach uralten Instinkten

Bei unseren Vorfahren herrschte noch ein ausgewogenes Verhältnis zwischen körperlicher Anstrengung, Ruhephasen und Ernährung. Im Grunde genommen haben wir immer noch die gleichen Gene wie die Steinzeitmenschen. Deshalb wünscht sich unser Körper sehnsüchtig, genauso ernährt zu werden und leben zu dürfen wie unsere Altvorderen. In unserem Körper befinden sich auch Spurenelemente wie Zink oder Eisen, Aminosäuren (Eiweißbausteine) oder andere Biostoffe, die schon vor 100 000 Jahren im Urmenschen gesteckt hatten. Unser Stoffwechsel arbeitet mit haargenau dem gleichen Material: mit rund 20 Eiweißbausteinen, 15 Vitaminen, 25 Spurenelementen, sieben Mineralstoffen, Glukose (kleinste Einheit der Kohlenhydrate), jeder Menge Fettsäuren und Wasser.

Das Dilemma mit dem Abnehmen

Ein Beispiel: Eine 30-jährige Sekretärin wiegt zehn Kilogramm zu viel, hat reichlich Stress und ernährt sich fast ausschließlich von Kantinen- und Mikrowellenkost. Ihre Körperzellen sind unterernährt und arbeiten nur mit 72 Prozent Stoffwechselleistung. Als

DIE ÜBERFLÜSSIGE QUÄLEREI

Folge davon ist die Frau chronisch müde, oft unkonzentriert, verzagt, sie kann sich nicht richtig freuen, käme ohne Lift nur mit Mühe bis in den vierten Stock und ist häufig nervös. Dies ist alles ganz normal. Denn die Natur will nicht, dass ihre Geschöpfe in Risiken hineingehen oder Herausforderungen annehmen, denen sie zum jeweiligen Zeitpunkt nicht gewachsen sind. Deshalb hat sie beim Menschen – als Schutzmaßnahme – ein defensives Stressverhalten oder sogar Angst geschaffen. Nun kommt der Sommer, und die Frau möchte wieder ihren Bikini tragen. Also startet sie eine Abspeckkur mit 1000 Kilokalorien täglich. Als Folge davon fließen ihren Zellen aus dem dürftigen Nahrungsbrei noch weniger Nährstoffe zu. Die Beschwerden nehmen zu, das Gewicht aber kaum ab.

Zuerst erschlafft das Bindegewebe

Weil durch den dramatischen Nährstoffmangel lebenswichtige Organfunktionen bedroht sind, holt sich der Organismus die fehlenden Biostoffe unerbittlich aus dem eigenen Gewebe. Besonders betroffen: das Bindegewebe, das 25 Prozent der Eiweißreserven des Körpers stellt. Es beginnt schnell zu leiden, Haut und Kollagen im Gesicht, an Hals und Brust und im Bauchbereich werden welk, an den Oberschenkeln tritt Zellulite auf. Nach einem Monat hat die Sekretärin ihr Körpergewicht schließlich um fünf Kilogramm redu-

Der Stoffwechsel von Tieren in freier Natur arbeitet stets zu 100 Prozent. Deshalb sind sie nie chronisch müde oder lustlos, und sie leiden auch nicht unter depressiven Verstimmungen.

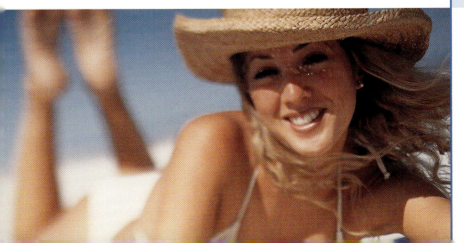

Sommerzeit – Bikinizeit: Jetzt zu hungern, um schnell abzunehmen, ist völlig falsch. Das bringt den Stoffwechsel völlig durcheinander.

ziert. Die teilen sich in 2800 Gramm Bindegewebe- und Muskeleiweiß, 1200 Gramm Wasser, 500 Gramm Glukose, 250 Gramm Mineralstoffe wie Kalzium oder Phosphate auf – und gerade mal 250 Gramm Bauchfett.

Schlankheitskur = Krankheitskur

Zell- und Stoffwechselforscher sind neugierig. Deshalb haben sie in einer wissenschaftlichen Studie auch untersucht, was passiert, wenn jemand mit einer unterkalorischen Diät von täglich 1100 Kilokalorien rasch abspecken will. Dr. Jules Hirsch und Dr. Rudolph Leibel von der Rockefeller-Universität in New York/USA machten dabei folgende Entdeckung: »Wenn wir dicke Menschen in unserer Klinik einer Radikaldiät unterziehen, stellen wir etwas Überraschendes fest: Diese Patienten sind nicht mehr normal. Sie sehen zwar normal aus, aber ihre Körperchemie ist völlig in Unordnung geraten.«

Das Gehirn braucht Glukose

Bei einer Hungerkur brauchen vor allem Gehirn- und Nervenzellen in jeder Sekunde weiterhin Glukose (auch Blutzucker genannt) als Energiebrennstoff. Glukosemoleküle sind die kleinsten Einheiten der Kohlenhydrate. Damit Gehirn- und Nervenfunktionen bei Glukosemangel nicht zusammenbrechen, hat die Natur vorgesorgt: Unser Stoffwechsel kann bestimmte Aminosäuren (Eiweißbausteine) zu Glukose umbauen. Und das tut er auch reichlich, wenn bei einer Schlankheitsdiät Glukose im Nahrungsbrei fehlt.

Bei Diäten wird folglich innerhalb einer oder mehrerer Wochen enorm viel körpereigene Glukose zu lebensnotwendiger Energie verbrannt. Deshalb machen Schlankheitskuren oft so nervös. An jedem Glukosemolekül hängen drei Moleküle Wasser. Wenn wir

> Der Organismus speichert in Leber, Muskeln und Blut zwar Glukose (als so genanntes Glykogen), die Reserven reichen bei Stress aber gerade mal für drei oder vier Stunden, sind also von Gehirn und Nerven schnell verheizt.

also bei einer Abspeckkur schnell zwei Kilogramm verlieren, setzen die sich aus einem halben Kilogramm Glukose und eineinhalb Liter Wasser zusammen. Das Fett in unserem Bauchspeck bleibt also unangetastet.

Ohne Eiweiß machen die Muskeln schlapp

Nach dem Glukosedebakel kommt es im Körper zur Eiweißkatastrophe. Unsere Zellen brauchen nämlich Eiweißbausteine (Aminosäuren) so dringend, wie die Pflanzen das Wasser brauchen.

Man muss sich das so vorstellen: Eine gesunde Herzmuskelzelle verfügt über 200 000 winzige Eiweißfabriken (so genannte Ribosomen). Diese Fabriken sind dazu da, Aminosäuren zu Proteinen zusammenzuknüpfen, die die Zelle braucht, um in jeder Sekunde quicklebendig zu sein. 45 Sekunden dauert es im Schnitt, bis so ein Eiweißmolekül zusammengebastelt ist. Danach wandert es sofort

> Nicht ohne Grund empfehlen Diätapostel oft, ihre Wunderkur im Urlaub oder am Wochenende durchzuführen. Die Mangelkost macht nämlich meist so energielos, dass ein normaler Arbeitstag kaum noch zu bewältigen ist.

Die Folgen von Unterernährung

- Oft chronische Müdigkeit, Abgespanntheit
- Nervosität, Reizbarkeit, Unruheempfindung
- Konzentrationsmangel, Gedächtnisschwäche
- Schlafstörungen
- Verzagtheit, Lustlosigkeit, depressive Verstimmungen, Angst
- Infektionsanfälligkeit
- Zu niedrige Konzentrationen an Schilddrüsenhormonen
- Angegriffenes Bindegewebe
- Muskelschwäche, mangelnde körperliche Fitness
- Zu niedriger Blutdruck, Wetterfühligkeit
- Störungen bei der Monatsregel der Frau
- Kälte- und Hungergefühl

> Wer nicht nur schlanker, sondern auch schöner werden will, lässt besser die Finger von Radikalkuren. Vermehrte Faltenbildung und ein schlaffes Bindegewebe sind ein zu hoher Preis für die paar abgehungerten Pfunde.

zielstrebig mitten ins turbulente Geschehen des Zellstoffwechsels hinein. Muskelzellen sind besonders aktiv und brauchen deshalb besonders viele Ribosomen; Bindegewebe- oder andere Zellen kommen mit weniger aus. Dennoch kommt es im Körper in jeder Stunde zu Trillionen solcher Eiweißsynthesen – eine gewaltige Leistung.

Die Leistungskraft lässt nach

Wenn wir uns nun schlank hungern, bricht natürlich der Nachschub an Aminosäuren zusammen. Die Zellen brauchen die Eiweißbausteine aber dringend. Also beschafft sie der Organismus aus dem eigenen Kollagen. Dies ist der Grund, weshalb Menschen nach einer unterkalorischen Schlankheitsdiät oft so welk, alt und krank aussehen und auch ihr Nervengerüst angegriffen ist. Die Stoffwechselrate sinkt von 100 auf 90, 80 oder noch weniger Prozent. Damit lässt die körperliche und mentale Leistungskraft deutlich nach.

Wenn Aminosäuren fehlen

Wenn Vitamine mit einem Spurenelement wie Zink, Eisen oder Kupfer in Berührung kommen, werden sie zu einem Koenzym und damit quicklebendig. Deshalb dürfen Vitamine, wenn sie im Nahrungsbrei im Darm landen, sofort durch die Darmschleimhaut ins Blut schlüpfen. Dort müssen sie auch Stoffwechselvorgänge vorbereiten.

Spurenelemente wie die oben erwähnten, aber auch Jod, Selen, Chrom, Mangan, Vanadium, Silizium und Molybdän haben es nicht so leicht. Die sind auf »Eiweißschiffchen« angewiesen, auf denen sie durch die Darmschleimhaut schlüpfen, um danach den Weg über das labyrinthisch vernetzte Blutgefäßsystem zu den Körperzellen anzutreten. Diese »Eiweißschiffchen« sind die Aminosäuren, die kleinsten Eiweißbausteine. Wenn der Mensch, in dem sich dies alles abspielt, täglich gerade mal 900 Kilokalorien zu sich nimmt, weil er drastisch abspecken möchte, fehlt natürlich Eiweiß im Körper – und damit auch die »Eiweißschiffchen«, also die Proteinträger. Dann sind die Spurenelemente im Dünndarm natürlich hilflos, denn ein Transport kann mangels Eiweißnachschub nicht stattfinden.

Der ganze Stoffwechsel leidet

Bei Eiweißmangel passiert es: Die kostbaren Spurenelemente werden mit dem Stuhl ausgeschieden. Sie fehlen den Körperzellen dann natürlich für deren Stoffwechsel. Der Betroffene – womöglich vorher schon schlecht genährt – leidet in der Folge unter einem rapid voranschreitenden Nährstoffdefizit. Eiweiß fehlt seinem Gewebe, Spurenelemente ebenfalls – und die wenigen Vitamine, die er sich einverleibt hat, sind ohne Eiweißbausteine und Spurenelemente fast nichts wert. Es kommt zu Befindlichkeitsstörungen und Beschwerden, das Immunsystem ist deutlich geschwächt. Fazit: Mit Hungerkuren nimmt man erst mal nur wenig ab, bringt den Stoffwechsel durcheinander – und nimmt rasch wieder zu.

> Jo-Jo-Effekt: Nach Diäten ohne Ernährungsumstellung wird das alte Gewicht meist schnell wieder erreicht – und häufig übertroffen.

Die Risiken bei Übergewicht

▸ Dicke leiden bis zu fünfmal häufiger an Bluthochdruck.
▸ Sie werden dreimal häufiger zuckerkrank.
▸ Sie sind die häufigsten Opfer einer schwer wiegenden Entzündung der Bauchspeicheldrüse.
▸ Sie haben fast immer erhöhte Cholesterinwerte.
▸ Sie sterben häufiger an Darm-, Männer auch an Prostatakrebs.
▸ Stark übergewichtige Frauen bekommen wesentlich häufiger Brust-, Gebärmutter- oder Gallenblasenkrebs.
▸ Das Risiko für Schlaganfall und Herzinfarkt nimmt zu.

Spätes Abendessen, zu viel Zucker und Alkohol – es lauern viele Gefahren auf dem Weg zum Wohlfühlgewicht

Die zehn Feinde der Schlankheit

Die schlimmsten Dickmacherfallen

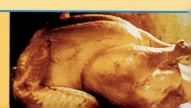

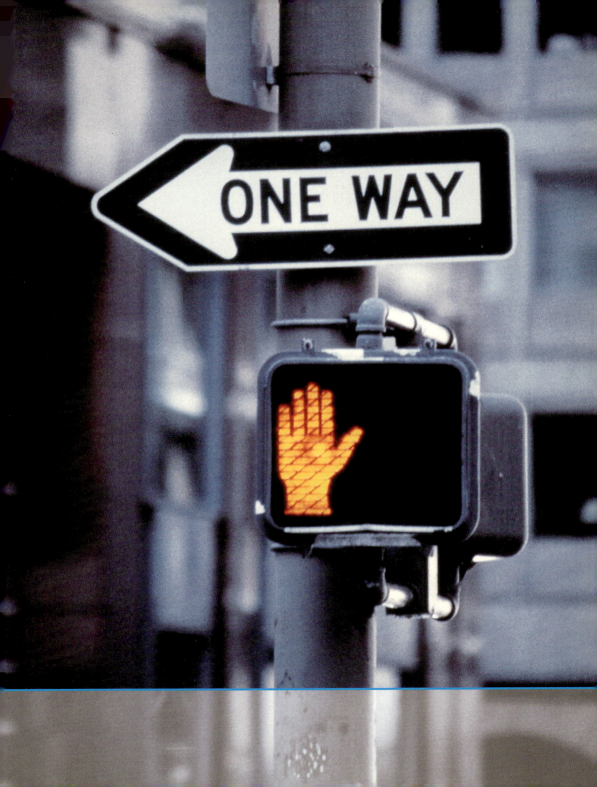

Den Fetteinbau bremsen

> Den Einbau weiteren Körperfetts zu vermeiden ist der erste wichtige Schritt zum schlankeren Ich. Das bedeutet nicht strengen Verzicht auf alles, was gut schmeckt – einige einfache Spielregeln verbessern schon die Bilanz.

In den weiteren Kapiteln geht es um Substanzen und Faktoren, die Fett aus dem Bauchspeck befreien und zu Energie verheizen – um die so genannte Lipolyse. Sie lässt sich durch einen zweiten Mechanismus vorbereiten und enorm steigern: wenn nämlich die Lipogenese, also der Neueinbau von Fett, unterbunden wird. Man muss sich das so vorstellen: Übergewichtige Menschen haben eine »Einbahnstraße Fett« aufgebaut. Diese führt über die Darmschleimhaut ins Blut, zur Leber und geradewegs in die Adipozyten (Fettzellen). Begünstigt durch bestimmte Faktoren, etwa Esssünden, wird diese Einbahnstraße quasi festbetoniert. Unablässig strömen Milliarden Triglyzeride in die Bauch- und Hüftdepots. Wir brauchen also lediglich die zehn schlimmsten Feinde der Schlankheit zu vermeiden – und schon stellt die Lipogenese (der Fetteinbau) weitgehend ihren Betrieb ein, der Bauchumfang nimmt ab.

Feind Nummer eins – das Dickmachertrio

Die fette Weihnachtsgans mit Semmelknödeln oder die köstlichen Käsespätzle verkraftet unser Verdauungs- und Stoffwechselapparat vielleicht noch ganz gut – aber dann das süße Tiramisu … Auch das Gläschen Likör zum Abschluss schaufelt massenweise Triglyzeride in die Fettdepots, ebenso wie süße Limonade oder Colagetränke zum Essen. Helle Teigwaren bzw. Mehlprodukte zusammen mit Zucker oder Süßem und dazu noch Fett sind der kombinierte Bösewicht, dem die meisten Übergewichtigen ihre überflüssigen Pfunde verdanken. Das Problem: Während Kohlenhydrate nur relativ kurz im Magen verweilen, bleibt Fett stundenlang in diesem Verdau-

NEUE POLSTER VERHINDERN

ungsschlauch und verzögert zudem die Magenentleerung. Deshalb kann eine süße Cremespeise, ein Glas Likör oder Kaffee mit Zucker noch Stunden nach der Mahlzeit den Fetteinbau ungünstig beeinflussen. Am besten ist es, auf Süßes zu verzichten. Doch wenn das Verlangen nach Schokolade sehr groß ist, sollte man wenigstens lieber vor einer Mahlzeit zugreifen als mittendrin oder hinterher.

Enzyme bereiten den Fetteinbau vor

Wenn wir gerade an einem herrlichen Eisbecher mit Zuckerwaffeln löffeln, weiß unser Fettgewebe schon, was auf unserer Zunge und in unserem Magen vor sich geht. Bestimmte Hormonsignale melden nämlich der Leber und den Blutgefäßen im Fettgewebe, dass soeben eine köstliche, aber gefährliche Kombination von Süßem, Fett und schnelllöslichen Kohlenhydraten verzehrt wird. In den unendlich feinen Gefäßwänden werden daraufhin Enzyme, die so genannten Lipoproteinlipasen (LPL), wach, die den Fetteinbau vorbereiten und später auch ausführen. Sie sind bedeutender Bestandteil der »Einbahnstraße Fett«. Viele übergewichtige Menschen produzieren sie Tag und Nacht in Massen, während bei schlanken Zeitgenossen die LPL-Konzentration nur bei Bedarf steigt.

Einige Beispiele für Esssünden:
▶ Bratwurst mit Brötchen und Colagetränken
▶ Marmeladenpfannkuchen
▶ Fettreiche Kuchen und Torten
▶ Pizza, danach Eis
▶ Morgens Käsebrötchen mit gesüßtem Kaffee
▶ Spaghetti mit Fleischsauce und Parmesan, dazu eine Limonade

Den Fetteinbau stoppen

▶ Niemals Süßes, süße Getränke, Fettes und helle Mehlprodukte bzw. Teigwaren oder polierten Reis zusammen essen.
▶ Keine Süßigkeiten, keine gezuckerten Speisen oder Getränke zur Hauptmahlzeit.
▶ Nachverzicht ist das Beste. Wenn es gar nicht anders geht: Süße Leckereien eine Stunde vor oder zwei bis drei Stunden nach den Hauptmahlzeiten zu sich nehmen.

Feind Nummer zwei – das zu späte Abendessen

Es ist so verführerisch: sich mit Freunden oder dem Partner abends im gemütlichen Restaurant zusammenzufinden. Für das Vergnügen ist so ein lukullischer Abend unschlagbar. Aber die Natur hat was gegen das späte Schlemmen. Ihr ist es am liebsten, alle Lebewesen besorgen sich ihre Nahrung vor der Dämmerung und begeben sich dann langsam zur Ruhe. Der späte Abend und die Nacht sind nicht zum Amüsement da – rein physiologisch gesehen.

Die Verdauung wird zu sehr verzögert

Vor hunderten Millionen Jahren hat die Natur den späten Abend für die Assimilation bestimmt: Herzfrequenz, Puls, Blutdruck gehen herunter; die Darmtätigkeit wird angeregt. Die vielen Billionen Nährstoffmoleküle werden im Darm aus dem Nahrungsbrei freige-

> Beim späten Abendessen gerät auch die Peristaltik, der Vorwärtstransport des Nahrungsbreis in den Darmschlingen, ins Stocken. Viel zu viel Fett, außerdem schlecht verdaute Kohlenhydrate und Eiweiß bleiben liegen.

Das richtige Timing für das Abendessen

▶ Wenn das Abendessen sehr eiweißreich ist (z. B. Fleisch, Fisch, Wild oder Geflügel), sollte man es am besten vor 19 Uhr, spätestens aber bis 19.30 Uhr zu sich nehmen.

▶ Wenn es vorwiegend Kohlenhydratreiches gibt (z. B. Spaghetti, Pizza oder Mehlspeisen), darf man noch um 21 Uhr essen – auch wenn man Übergewicht hat.

▶ Eine Todsünde: Knabbergebäck, Süßigkeiten o. Ä. nach dem Abendessen. Der Magen soll stattdessen Zeit haben, sich langsam zu leeren.

▶ Wenn man aus gesellschaftlichen Gründen spätabends zum Dinner »gezwungen« wird, sollte man nur noch Kleinigkeiten bestellen (z. B. Vorspeisen oder Salate).

setzt und über das Blut zu den Zellen verfrachtet, damit sie sich über Nacht ausgiebig regenerieren können und das Lebewesen morgens voller Energie und Tatendrang aufwacht.

Wenn jetzt – kurz nach 23 Uhr – im Restaurant die Rechnung bezahlt wird, fängt der Magen langsam an, eine erste Bilanz zu ziehen. Er meldet dem Darm: »Mal wieder Überstunden machen!« Gleichzeitig ergeht die Warnung an die Speckdepots: »Nichts mit Nachtruhe. Es kommen noch jede Menge Triglyzeride für den Einbau.« Die Verdauung im Magen beginnt, die ersten Fette landen im oberen Dünndarm. Der meldet dem Magen: »Nicht zu schnell Nahrungsbrei nachschieben, ich komme nicht nach!« Dies funktioniert über das hormonelle Feedback (Rückkoppelung). Die Folge: Die Gesamtverdauung verzögert sich erheblich. Viel zu spät landet der Nahrungsbrei im Darm – meist liegt der Mensch dann bereits im Bett.

Feind Nummer drei – viele kleine Snacks

Hier ein Keks und dort ein paar Salzstangen, hier ein Stück Puffreisschokolade und da eine Hand voll Studentenfutter – man greift oft unbewusst zu und registriert es kaum; doch auf diese Weise kommen ordentlich viele Kalorien zusammen. Man nimmt unweigerlich zu. Dafür gibt es zwei Gründe.

▸ Die Extraportion an Kilokalorien: Schnell sind 1000, 1500 oder sogar 2000 beisammen. Ein Mohrenkopf liefert 400, eine Hand voll Macadamianüsse 430, vier lange Pommes frites 190, eine viertel Tafel Schokolade 155, zwei Kugeln Eiscreme 290 Kilokalorien.

▸ Das Insulinchaos: Die vielen größeren oder kleineren Snacks, alle 20 bis 40 Minuten verzehrt, veranlassen die Bauchspeicheldrüse, unablässig Insulin ans Blut abzugeben. Dieses Hormon soll und

> Gesunde Kinder und Jugendliche scheinen manchmal fast unbegrenzte Mengen an dick machenden Lebensmitteln zu vertragen, ohne zuzunehmen. Doch ihr Stoffwechsel läuft noch nach anderen Regeln ab als der von Erwachsenen.

muss die Glukose aus den kleinen Zwischenmahlzeiten in die Zellen einschleusen. Der Insulinspiegel bleibt so den ganzen Tag über erhöht. Weil Insulin gleichzeitig die Triglyzeride in den Fettzellen einsperrt, kann das Fettgewebe nicht schrumpfen. Eine einzige kohlenhydratreiche Mahlzeit (etwa mittags) ist deshalb viel gesünder als das ständige Naschen, Kosten, Löffeln oder Knabbern.

Keine Lösung – Lightprodukte

Besonders gefährlich sind alle so genannten Lightprodukte oder Lebensmittel, auf deren Etikett »fettfrei« oder »enthält kein Fett« steht. Die gaukeln einem nämlich vor, dass man sie problemlos genießen darf. Sie können jedoch dick machen, weil sie meist viel schnelllösliche Glukose enthalten, die durch Insulin abgebaut wird. Während das Hormon dann die überschüssige Glukose in Körperzellen transportiert, bleibt den Fettmolekülen (etwa vom Mittagessen) nur noch der Weg in die Speckdepots an Bauch und Hüften.

Dicke werden häufiger zuckerkrank

Bereits ein leichtes Übergewicht kann zu einem zehnfach höheren Risiko für Diabetes mellitus führen. Dies gilt vor allem für Extrapfunde im inneren Bauchbereich, das so genannte viszerale, im Eingeweide deponierte Fett, die »männlichen« Speckdepots, wie manche Wissenschaftler sie nennen. Die »weiblichen« Fettdepots sammeln sich mehr im Unterhautgewebe der Hüften und Oberschenkel an.

Dieses Bauch- und Eingeweidefett gilt als eine Art Vorankündigung für Diabetes mellitus. Es ist fast immer mit Hyperinsulinämie verbunden, also einem chronisch erhöhten Insulinspiegel. Je dicker ein Mensch ist, desto höher ist sein basaler Insulinspiegel, also seine Insulinkonzentrationen im Hunger- oder Fastenzustand.

> Manche Menschen ernähren sich nur von Snacks, verzichten ganz auf die Hauptmahlzeit – und verkünden auch noch stolz, sie seien konsequent auf Schlankheitskurs. Keine sehr erfolgreiche Strategie.

GEFÄHRLICH – DIE HÄPPCHEN ZWISCHENDURCH

Trotzdem entwickeln solche Menschen eine Zuckerkrankheit, die eigentlich eine Insulinmangelkrankheit ist. Wenn nämlich die Insulinwerte chronisch erhöht sind, werden Rezeptoren (Landeplätze) für Insulinhormonmoleküle an den Zellen abgebaut. Dies macht die Natur ganz bewusst, um unsere Zellen (vor allem die der Muskeln und der Leber) vor diesem krankhaft überschüssigen Hormon zu schützen. Übergewichtige Menschen haben also einerseits zu viel Insulin im Blut, können es andererseits aber über ihre Zellen nicht mehr aufnehmen. Denn auch die komplizierten Mechanismen, mit denen die mit Hilfe von Insulin transportierte Glukose im Inneren der Zellen verwertet werden soll, brechen zusammen. So entsteht der Keim für einen schleichenden Altersdiabetes.

Snacks überfordern die Bauchspeicheldrüse

Die zahlreichen Minisnacks, eingeschoben in die Phasen zwischen den Hauptmahlzeiten und den »eigentlichen« Zwischengerichten (mal ein Käsebrötchen, mal ein Becher süßer Milchreis), lassen also unseren Insulinhaushalt völlig entgleisen. Damit zementieren sie ebenfalls die »Einbahnstraße Fett«, über die Tag und Nacht Fettmoleküle in die Depots strömen. Sie summieren sich zur schwer wiegenden Sünde. Denn auch die Bauchspeicheldrüse (Pankreas) ist

Ein fettreduzierter Joghurt, der dafür mit einer zuckerreichen Fruchtzubereitung aufwarten kann, ist eine schlechtere Wahl als ein Joghurt mit normalem Fettanteil ohne die »Marmeladenmischung«.

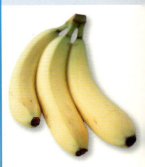

Falls Sie der Heißhunger zwischen den Mahlzeiten überfällt – greifen Sie zu den richtigen Minisnacks, beispielsweise zu einer Banane.

Die richtigen Minisnacks
- Schwefelfreie Trockenfrüchte (aus dem Reformhaus oder Bioladen)
- Frisches Obst
- Magerquark, Joghurt oder Dickmilch mit Früchten
- Bananen, eine halbe Avocado, Melonen, Kürbis
- Knäckebrot mit Butter, Tomaten, Zwiebeln, Rettich, Radieschen, Gurken- und Eischeibchen, Oliven

> Übrigens: Auch scheinbar gesunde Snacks wie Müsliriegel oder Vollkornkekse sind oft so mit Zucker und Fett überfrachtet, dass sie für Übergewichtige nicht zu empfehlen sind. Halten Sie sich besser an frisches Obst oder an schwefelfreie Trockenfrüchte oder an fettreduzierte Dickmilch.

auf Dauer der gewaltigen Belastung nicht gewachsen. Anstatt für mehrere Stunden zur Ruhe zu kommen, muss sie bis zur Erschöpfung Insulinmoleküle in den Beta-Zellen ihrer Langerhans-Inseln produzieren. So baut sich auch die Bedrohung durch eine Pankreasentzündung auf.

Feind Nummer vier – Fett mit Alkohol

Bier, Wein und Schnaps haben einen beträchtlichen ungünstigen Einfluss auf den Fettstoffwechsel. Der verschlimmert sich natürlich noch, wenn die Mahlzeiten fettreich sind, denn dann werden Triglyzeride in die Leberzellen eingebaut, die Blutfettwerte steigen an, und es werden vermehrt Fettmoleküle in Depots eingelagert. Für den Abbau von Alkohol durch das Enzym Alkoholdehydrogenase werden enorme Mengen an Energieenzymen verbraucht. Die fehlen dann prompt für die Oxidation (Verbrennung) von Fettsäuren. Besonders verhängnisvoll wirkt sich dies aus, wenn wir z. B. Bier zum Schweinebraten oder Wein zum Wurstbrot trinken, also Alkohol zu Lebensmitteln konsumieren, die reich an Triglyzeriden aus so genannten langkettigen Fettsäuren (wie in tierischen Fetten) sind.

Steigerung der Blutfettwerte

Rund 90 Minuten nach einer solchen Mahlzeit geht es im Fettstoffwechsel schon drunter und drüber. Die Mitochondrien in unseren Zellen (die molekülkleinen Energieöfen) werden in ihrer Struktur verletzt und können die feinen Fettabschnitte aus jeweils zwei Kohlenstoffatomen, die nacheinander von der Fettsäure abgetrennt werden, nicht mehr verheizen. Der Wacholderschnaps zum Speckbrot treibt recht zügig die Blutfettwerte nach oben. Am meisten steigen dabei die Triglyzeride; das sind haargenau jene Fettmolekü-

So viel Alkohol ist erlaubt

▶ Ein noch moderater und damit tolerierbarer Genuss von 50 Gramm reinem Alkohol pro Tag für Männer (das entspricht einem Liter Bier oder einem halben Liter Wein) hat keinen oder kaum Einfluss auf das Körpergewicht. Voraussetzung: Wein, Bier und Schnaps werden nicht zum Essen oder unmittelbar danach getrunken. Für Frauen liegen die Werte durchschnittlich um etwa ein Viertel niedriger.

▶ Begrenzter Alkoholgenuss kann sogar die Blutkonzentrationen einer speziellen, guten Cholesterinform anheben: HDL3 (High Density Lipoprotein 3). Allerdings: Die durch Alkohol stimulierten Konzentrationen von solchen Fetteiweißstoffen mit hoher Dichte schützen das Herz nicht, sondern wirken sich eher schädlich aus.

le, die in unseren Speckpolstern gespeichert werden. Auch die Konzentration so genannter Chylomikronen steigt an; das sind Fettpartikel, die im Darm gebildet und an das Blut abgegeben werden.

Beeinträchtigung der Leber

Wer über längere Zeitspannen hinweg Alkohol zum Essen trinkt, schädigt seinen Eiweißstoffwechsel. Leberzellen vergrößern sich nämlich und halten Proteine fest, die u. a. Rohstoff für alle fettschmelzenden Vorgänge im Körper sind. Zudem stört Alkohol die Freisetzung von Glukose aus der Leber – ein ganz wichtiger Vorgang für die Aufrechterhaltung eines gleich bleibend gesunden Blutzuckerspiegels. Bier, Schnaps und Wein in ungesunden Mengen tragen gerade bei Menschen, die häufig in fettreichen Mahlzeiten schwelgen, zu chronisch erhöhten Insulinwerten bei. Damit kommt zwar Fett in die Fettzellen hinein, aber keines mehr heraus.

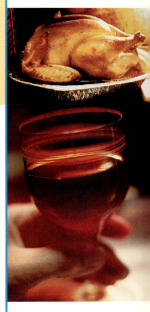

Eine unselige Kombination: fettreiche Mahlzeiten und Alkohol.

Feind Nummer fünf – kalorienarme Diäten

Wer auf kalorienarme Diäten setzt, senkt seine Stoffwechselrate um 15 bis 30 Prozent. Ursache dafür sind kleine Helfermoleküle in den Zellen (Stringent Factors), die den Genen im Zellkern melden, dass zu wenig Nährstoffe vorhanden sind. Die Gene drosseln daraufhin den Zellstoffwechsel, damit die Zellen nicht »ausbrennen«. In der Folge wird es für den jeweiligen Kandidaten von Woche zu Woche und von Monat zu Monat schwieriger, Körpergewicht bzw. Fett zu verlieren. Außerdem trägt diese niedrige Stoffwechselrate dazu bei, dass das Gewicht sofort wieder dramatisch ansteigt, sobald man zur ursprünglichen Ernährungsweise zurückkehrt, sich also wieder ausreichend ernährt. Je weniger Kilokalorien während der Diät eingenommen werden, desto ungünstiger ist der Verlauf.

Der Körper hortet Vorräte

Nach einer unterkalorischen Diät geht es im Gewebe, speziell im Fettgewebe, drunter und drüber; der Stoffwechsel ist aus der Balance geraten. Im Bereich von Bauch, Hüften, Po und Oberschenkeln

> Strenge Fastenkuren im Wechsel mit unbeherrschbaren Heißhungerattacken – viele Übergewichtige bewegen sich jahrelang in diesem selbstquälerischen Teufelskreis, ohne nennenswert an Gewicht zu verlieren.

Vorsicht vor Diäten

▶ Grundsätzlich kommen nur solche Abspeckkuren infrage, die mit lipolytischen (fettfreisetzenden) Substanzen und Faktoren arbeiten, wie es ab Seite 80 beschrieben wird.

▶ Drastisches Kaloriendrücken bringt nichts. Man verliert dabei nur Wasser; danach wird Eiweiß aus Muskeln und Bindegewebe zu Glukose umgebaut und zu Energie verheizt. Der Verlust an Bauchfett ist minimal und wird oft mit einer einzigen ausgiebigen Mahlzeit wieder wettgemacht.

wird die Lipogenese (der Fetteinbau) kräftig angekurbelt. Charakteristisch dafür ist eine enorm gesteigerte Produktion von Triglyzeriden und Kohlendioxid aus Glukose.

Oft stürmisch angetrieben wird diese »Verfettung im Eiltempo« durch vermehrten Einbau von Glukose ins Gewebe sowie durch stark erhöhte Insulinwerte bei reduzierter Anzahl von Insulinrezeptoren. Je weniger solcher Anlandeplätze es gibt, desto mehr Insulin zirkuliert weiterhin im Blut. Dann bleiben die Insulinwerte ständig krankhaft erhöht – eine der katastrophalen Ursachen für Übergewicht und Fettleibigkeit. Gesunde Muskel- oder Fettzellen haben jeweils bis zu einer Viertel Million solcher Insulinlandeplätze.

Stärkere Gier auf Süßes

Schlankheitsdiäten mit täglich nur 1200 oder noch weniger Kilokalorien zählen zu Recht zu den zehn schlimmsten Esssünden, die man überhaupt begehen kann. Die immer noch weit verbreitete Empfehlung »FdH – Friss die Hälfte« ist wissenschaftlich gesehen völliger Nonsens. Es kommt nämlich noch etwas Verheerendes hinzu: Irgendwann sinken die Blutzuckerwerte immer tiefer und verursachen ein folterndes Verlangen nach Nahrung, speziell nach Süßigkeiten. Dies ist ein ganz unbewusster Vorgang, der über das vegetative Nervensystem erfolgt, also über jenes Nervensystem, das durch unseren Willen und unser Bewusstsein nicht beeinflussbar ist.

Keine dauerhaften Erfolge

Wenn Menschen ein extrem hohes Übergewicht (30 Kilogramm und mehr) abspecken, reduziert sich auch ihr Zellstoffwechsel entsprechend. Sie kommen dann über Monate oder gar Jahre hinweg mit viel weniger Kalorien aus. Dies ist alles andere als vorteilhaft: Wenn solche Menschen nämlich nach der Kur anfangen, wieder

> Wer in vielen Jahren erhebliche Speckpolster angesammelt hat, darf nicht auf schnelle Abnahme setzen. Nur eine langsame Umstellung des Stoffwechsels durch eine gesündere Ernährung wird mit der Zeit zu dauerhaftem Erfolg führen.

normal zu essen, schlagen die zusätzlichen Kalorien rasch an. Wissenschaftlich noch nicht geklärt ist ein anderes Phänomen: Der Organismus erfühlt, bis zu welchem Grad Fettzellen mit Triglyzeriden angefüllt sind. Nach einer unterkalorischen Schlankheitskur hat er die fatale Tendenz, den Fettzellen wieder ihr ursprüngliches Depotquantum zuzuführen.

Feind Nummer sechs – übermäßiger Stress

Biologen haben die Beobachtungen schon vor Jahren gemacht: Wenn Tiere unter großem Stress stehen, fangen sie oft an, unkontrolliert zu fressen. Wenn sie z. B. starkem Lärm ausgesetzt sind, schlingen sie Futter in sich hinein, als könnten sie damit ihre Ohren schützen. Wenn eine kleine Maus im Zweikampf einer bissigen größeren Maus unterliegt, kann es vorkommen, dass sie rasch nacheinander besonders viel knabbert und frisst. Interessanterweise fressen Tiere oft viel mehr als üblich, wenn sie isoliert werden.

Wir halten uns oft für in jeder Hinsicht einzigartig, und doch ähneln wir den Tieren so sehr. Wenn Kindern familiäre Geborgenheit, Liebe und Wärme fehlen, stecken sie manchmal wie unter Zwang irgendwelche Substanzen, beispielsweise Lehm, Erde, Gras oder Papier, in den Mund.

Wissenschaftler haben auch herausgefunden, dass sich gestresste Kinder öfter vergiften, dass Menschen im Gefängnis nicht selten unter Esssucht leiden und dick werden. Die nervöse Bulimie ist eine psychogene Essstörung, unter der vorwiegend Frauen leiden, die beispielsweise in der Partnerschaft, in ihrem sozialen Umfeld oder am Arbeitsplatz starkem Stress unterworfen sind oder die anderweitig Kummer und Probleme haben.

> Abbauen lässt sich Stress häufig leider nicht so ohne weiteres; die berufliche Situation oder auch familiäre und partnerschaftliche Konflikte können manchmal zu unvermeidlichen Stressoren werden. Wichtig und möglich ist es aber, gelassener und ausgeglichener in Stresssituationen hineinzugehen.

FUTTERN GEGEN SCHLECHTE NERVEN

Kummerspeck – es gibt ihn doch

Es gibt durchaus Männer, Frauen und Kinder, die unter Belastung weniger essen und an Gewicht verlieren. Meist führt Stress jedoch zu stark überhöhter Kalorienaufnahme. Stressesser greifen – dies haben Wissenschaftler herausgefunden – häufig ausgerechnet zu dick machenden Snacks mit hohem Kalorien- und sehr geringem Wasseranteil, z. B. zu knusprig Süßem, salzigen Chips, Nüssen oder trockenem Knabbergebäck aller Art.

Übergewichtige Menschen neigen eher als schlanke dazu, bei Lärm, flackernder Beleuchtung, schwer lösbaren Rätsel- oder Puzzlespielen, nach Partnerschaftskonflikten oder bei starken beruflichen Leistungsdruck weitaus mehr zu essen als üblicherweise. Dies gilt sowohl für Hauptmahlzeiten als auch für Snacks.

Maßnahmen zum Stressabbau

US-Neurophysiologen empfehlen: Möglichst täglich für ca. 30 Minuten ganz allein in die freie Natur gehen und dort völlig in sich versunken beispielsweise dem Murmeln eines Bachs zu lauschen, den Zug der Wolken am Himmel zu verfolgen oder einfach zuzusehen, wie die Baumwipfel sich im Wind wiegen.

Ständiger Stress macht krank. Vermeiden Sie ihn, wo Sie können. Es gibt zudem sehr effektive Entspannungsübungen zum Stressabbau. Dazu zählen beispielsweise Yoga, autogenes Training, Qi Gong und progressive Muskelrelaxation.

Wir brauchen die Balance von Anspannung und Entspannung. Spaziergänge in freier Natur lassen Ärger und Stress vergessen.

Es kommt dann zur so genannten Assimilation: Herzfrequenz, Puls und Kreislauf werden beruhigt, ebenso wie die Gehirnwellen. Gleichzeitig wird die Darmtätigkeit angeregt; es kommt zu einem vermehrten Zustrom von Nährstoffen durch die Darmschleimhaut ins Blut und zu den Körperzellen.

Man geht nach einer halben Stunde spürbar entspannter nach Hause. Aus den bei dieser Entspannungsübung frisch »getankten« Aminosäuren (Eiweißbausteinen) entstehen Hormone, die Fettzellen öffnen und Triglyzeride daraus befreien können.

Feind Nummer sieben – das falsche Frühstück

Kaum zu glauben, aber wahr: Viele Menschen verdanken ihr Übergewicht dem morgendlichen Butterbrot mit Marmelade, Käse oder Wurst. Entweder gibt es helle Brötchen zum Frühstück oder die großen Scheiben Mischbrot, nicht selten in Verbindung mit meist gesüßtem Kaffee.

In hellem oder Mischbrot stecken verfeinerte Kohlenhydrate (Getreide, von dem die vitaminhaltigen Keimlinge abgetrennt sind, damit das Mehl schön weiß wird). Wenn wir die kauen, schicken Speicheldrüsen Speichel in die Mundhöhle, der das Enzym Amylase enthält, das für die Vorverdauung dieser Kohlenhydrate wichtig ist. Weiß- oder Mischbrot, Brötchen oder heller Toast saugen also viel Amylase aus den Speicheldrüsen. Das wird von Hormonen wahrgenommen und dem Fettgewebe signalisiert. Dieses beginnt dann sofort mit dem Aufbau bestimmter Enzymbrücken von den vielen Kilometer langen mikroskopisch feinen Blutgefäßen in die Fettzellen hinein. Damit steht quasi schon nach dem ersten Bissen des Frühstücksbrots die »Einbahnstraße Fett«.

> Bei einem gesunden Frühstück mit komplexen Kohlenhydraten (z. B. im Vollkornbrot) produzieren die Speicheldrüsen viel weniger Amylase, weil die eigentliche Kohlenhydratverdauung erst im Dünndarm stattfindet.

Der Fettabbau wird lahm gelegt

Das Hormon Insulin spielt bei diesem Vorgang eine Sonderrolle: Es hemmt die Freisetzung von Fett aus dem Fettgewebe. So führt das helle oder Mischbrot dazu, dass nahezu den gesamten Vormittag über keine oder kaum Triglyzeride aus dem Bauchspeck ins Blut abwandern. Die Folgen:

▶ Der Körper verheizt seine Glukosereserven zu Energie.
▶ Daraus entwickelt sich ein Heißhunger – und zwar vorwiegend nach Süßem bzw. generell nach schnelllöslicher Glukose (wie beispielsweise in Pizza, Kuchen, Gebäck oder Brötchen).
▶ Währenddessen werden unablässig neue Fettmoleküle in die Depots an Bauch, Hüften, Oberschenkeln und Po eingebaut.

Mit dem beliebten Frühstücksbrot oder dem Frühstücksbrötchen wird mindestens den Vormittag über der gesamte Stoffwechsel auf den Kopf gestellt. Es ist der typische Vormittag der Übergewichtigen und Dicken. Die morgendliche Brotsünde lässt sich selbst bei kerngesunder Kost im weiteren Verlauf des Tages kaum noch wettmachen.

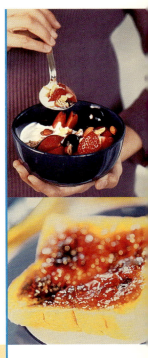

Müsli statt Marmeladenbrot: Für den Tagesstart brauchen Sie die richtigen Fitmacher.

Das richtige Frühstück

▶ Am besten eignen sich Vollkornbrot, -brötchen, -toast oder -knäcke zum Frühstück.
▶ Nehmen Sie keinen Zucker in Ihren Kaffee oder Tee, denn der enthält – genau wie helles oder Mischbrot – schnelllösliche Glukose.
▶ Verzichten Sie auf süße Brotaufstriche wie Marmelade, Honig, Schokocreme oder Sirup.
▶ Trinken Sie keine allzu süßen Fruchtsäfte. Diese enthalten Fruktose, die den Fetteinbau fördert.
▶ Probieren Sie einmal Müsli aus dem vollen Korn aus.

Feind Nummer acht – Schlemmen und Hungern

Mal dem Heißhunger nicht widerstehen können und viel zu viel in sich hineinschlingen. Dann wieder – nachdem ein paar Pfunde dazugekommen sind – die Phasen der Reue und Zerknirschtheit, begleitet von einer Nulldiät. Dieses Auf und Ab, die Achterbahn eines in extremen Intervallen wechselnden Körpergewichts, ist eine weitere Sünde, die auf Dauer nur dick machen kann.

Da werden die Adipozyten (Fettzellen) erst gemästet und geweitet, also auf einen bestimmten Fettinhalt programmiert. Dann wieder wird ihnen ihr Inhalt entzogen, sie schrumpfen und haben gleichzeitig das Bestreben, wieder zu ihrer ursprünglichen Größe aufquellen zu können. Auf diese Weise entsteht auf hormonellem Signalweg über das Gehirn ein neuer und unwiderstehlicher Heißhunger. Nichts verzeiht unser Fettgewebe weniger als mangelnde Konsequenz. Fettzellen werden dabei regelrecht trainiert für die rasche Fettaufnahme.

> So paradox es klingen mag: Es ist immer noch besser, ständig gleichmäßig zu viel zu essen, als drei Tage lang furchtbar zu sündigen, um danach für drei Tage wieder sozusagen nur von Wasser und Brot zu leben.

Die Fettdepots werden verteidigt

Was sich so negativ auswirkt: Bei dieser Achterbahn der Nahrungsaufnahme formen Fettzellen mehr der so genannten Alpha-2-Rezeptoren aus. Dies führt dazu, dass Fett schneller und hartnäckiger in den Speckdepots gehortet wird. Die Alpha-2-Zellen sitzen vorwiegend in den Bereichen von Hüften, Po und Oberschenkeln. Fettzellen mit mehr Beta-Rezeptoren hingegen sind typisch für den Bauchspeck – und der setzt sein Fett leichter wieder frei.

Der New Yorker Fettforscher Dr. Rudolph Leibel von der Rockefeller-Universität hat interessante Feststellungen gemacht: Eine Patientin mit hohen Konzentrationen an Alpha-2-Rezeptoren an den Fettzel-

Mediterrane Kost mit viel Gemüse, Salat, Fisch und kaltgepressten Pflanzenölen ist nicht nur für die Figur von Vorteil – sie schützt auch vor Herz-Kreislauf-Erkrankungen.

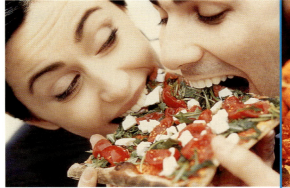
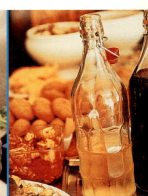

len verlor 15 Prozent ihres Übergewichts, doch der Fettanteil an Hüften und Oberschenkeln blieb unverändert. Während über Alpha-2-Rezeptoren vorwiegend die Lipogenese (der Fetteinbau) abläuft, sind die Beta-Rezeptoren vorwiegend für die Lipolyse (den Fettabbau) zuständig.

Schlemmen – aber vernünftig

Unser Körper liebt Ausgewogenheit und Regelmäßigkeit. Der Umfang der Mahlzeiten sollte deshalb von Tag zu Tag nie allzu sehr variieren. Sich kulinarisch zu verwöhnen ist überhaupt nicht verboten. Nur sollten die Mahlzeiten aus Lebensmitteln bestehen, die reich an lipolytischen (fettfreisetzenden) Substanzen sind, wie sie in diesem Buch ab Seite 80 beschrieben werden.

Dabei können wir viel von den Südländern lernen. Bei denen sind selbst ausgedehnte Abendmahlzeiten leicht und fettarm: Sie bestehen aus reichlich Salat und Gemüse, wenig Fleisch oder Fisch, nicht zu vielen verschiedenen Zutaten und kommen ohne schwere, fette Saucen aus. Außerdem werden vorwiegend hochwertige Pflanzenöle, wie beispielsweise Olivenöl, verwendet.

Die Mittelmeerküche ist in Mode – profitieren Sie davon, und schlemmen Sie öfter mal wie im Urlaub. Frischen Fisch, saftige Sommergemüse, hochwertiges Olivenöl und aromatische Kräuter bekommen Sie auch bei uns in jedem Supermarkt.

DIE ZEHN FEINDE DER SCHLANKHEIT

Zucker, die Hauptenergiequelle für die Zellen des menschlichen Körpers, ist ein Kohlenhydratmolekül. Nun kommen Kohlenhydrate in unterschiedlicher Gestalt in unserer Nahrung vor: in Kartoffeln, Getreide, Faserstoffen von Gemüse und natürlich in Zuckerarten. Diese unterschiedlichen Substanzen haben ein Grundelement gemeinsam: den Einfachzucker (Glukose). Nur in dieser Form können Kohlenhydrate vom Körper verwertet werden.

Feind Nummer neun – der versteckte Zucker

Wenn Zellforscher Zucker meinen, sprechen sie von Sukrose bzw. Saccharose. Das ist der oft so verführerische weiße Zucker wie in der Zuckerdose. Er wird gewonnen aus Zuckerrohr, Zuckerrüben oder anderen Pflanzen. Saccharose ist ein so genanntes Disaccharid, d. h., das Molekül wird in zwei Moleküle aufgespalten, nämlich in Glukose (Traubenzucker) und Fruktose (Fruchtzucker). Und genau das macht es so heimtückisch, wenn es um unsere Leibesfülle geht: Die Glukose (z. B. in hellem oder Mischbrot oder Nudeln) ist heimlicher Verbündeter der Fettzellen. Viel Glukose auf dem Teller heißt oft: Vorsicht, Gewichtszunahme! Vor allem wenn Süßes und Fettes dazu gegessen werden. Noch mehr als Glukose aber transportiert weißer Zucker oder Fruchtzucker die Fettmoleküle in die Bauchdepots. Seinen Bauchspeck wird man also leichter los, wenn die Nahrung nur Glukose enthält und keinen weißen Zucker.

Zuckerbomben meiden

Saccharose löst eine starke »Insulinantwort« aus: Die Bauchspeicheldrüse schickt nach einem zuckerreichen Essen weitaus mehr von ihrem Hormon ins Blut. Das Insulin hemmt die Fettfreisetzung aus den Bauch-Hüft-Depots. Ein Beispiel: Die allzu verführerische Eiscreme zum Abschluss einer Mahlzeit kann für einen mächtigen Fettschub ins Gewebe sorgen. Dass im Speiseeis viel Zucker steckt, dessen sind wir uns oft gar nicht bewusst. Das Gleiche gilt für zahlreiche andere Lebensmittel. Die schlimmsten Zuckerbomben sind:
- Süße Getränke wie Limonaden oder Colagetränke
- Gebäck, Kuchen oder Müsliriegel, auch wenn diese oft gar nicht so süß schmecken

- Fertigmischungen aus dem Supermarktregal, wie z. B. Milchreis, Cremespeisen, Früchtejoghurt, Quarkmischungen usw.
- Viele Saucen, Dressings, Dips oder auch Fertigsuppen
- Süße Brotaufstriche wie Marmelade, Konfitüre, Schoko- und Nougatcreme, Sirup oder Honig

Vorsicht – versteckter Zucker

Der mehr oder weniger versteckte Zucker steuert bei manchen Menschen bis zu zwei Drittel der gesamten Kohlenhydratmenge bei. Nicht selten macht Zucker 20 oder gar 25 Prozent der gesamten Tageskalorien aus. Übergewichtige Menschen werden da zu typischen Beispielen für eine der schlimmsten Esssünden, die es gibt. So mancher von ihnen würde gar auf jede andere Nahrung verzichten, wenn ihm nur die zuckergesüßten Lebensmittel blieben. Absolutes Muss deshalb: Wer von seinem hohen Körpergewicht wegwill und Bauchfett abbauen möchte, darf zumindest während der ersten sechs Abspeckwochen keinerlei Zucker zu sich nehmen.

> Die meisten Fertiggetränke, Schokoladen und Gebäck sind völlig überzuckert. Das schmeckt man, wenn man einige Zeit konsequent darauf verzichtet. Unser Geschmack lässt sich nämlich durchaus umziehen – weg vom allzu Süßen.

Zucker & Co.

- Alternativen zu Zucker sind nicht wirklich eine Lösung. Honig beispielsweise enthält auch Saccharose, ebenso wie Melasse, der braune Sirup, der als Brotaufstrich immer beliebter wird.
- Selbst sehr süße Fruchtsäfte sollte der Abspeckwillige mindestens sechs Wochen lang im Regal stehen lassen. Sie enthalten Fruchtzucker, der ebenfalls Verbündeter der Lipogenese (des Fetteinbaus) ist.
- Oft als Ausweg aus dem Dilemma gepriesen wird Süßstoff. Vorteile: Er ist rund 300-mal süßer als Zucker und frei von Kalorien; er hat auch keinen Einfluss auf Blutzuckerkonzentration oder Insulinausstoß. Aber seine Inhaltsstoffe sind alles andere als unproblematisch.

Zucker treibt den Insulinspiegel nach oben

Wenn wir eine zuckerreiche kleine Mahlzeit auf nüchternen Magen essen, steigen die Glukosewerte innerhalb von 30 Minuten steil an. In der Bauchspeicheldrüse schrillen die Alarmglocken. Sie gibt massenweise ihr Hormon Insulin an das Blut ab. Dieses Insulin baut die Glukose vorzugsweise als Reserve in die Leber ein – aber leider auch als Bestandteil der Triglyzeride in das Bauch- und Hüftfett.

Feind Nummer zehn – zu viel Salz und Fett

Menschen setzen Speckpolster an, weil sie sich falsch ernähren. Und wer sich falsch ernährt, saugt automatisch zu viel dick machendes Wasser in seinen Körper. Dieses Wasser ist an das Natrium im Kochsalz gebunden, vor allem in salzreichen Lebensmitteln wie Wurst, Grillhähnchen, Pizza, Hamburgern, Pommes frites, fetten Bratensaucen, Mayonnaise, Salzstangen, Kartoffelchips, Fertig- und Dosengerichten bzw. -suppen usw.

Weil die Nährstoffe aus dem Nahrungsbrei über wassergefüllte Natriumkanälchen in der Darmschleimhaut ins Blut gelangen und weil es in der Darmschleimhaut Milliarden solcher molekülkleinen Wasserstraßen gibt, baut der Organismus das Natrium im Bauchraum ein. Hier bindet es Wasser, bei manchen Menschen bis zu zwei, drei Liter zu viel. Die meinen dann, ihr Bauch bestehe aus Fett, dabei ist es ein Wasserbauch.

Dick wird man vorwiegend durch die Sucht nach dem Salz-Fett-Geschmack (typisch dafür sind Bratensaucen). Deshalb sammeln übergewichtige Menschen zusätzlich zum Bauchspeck auch noch zu viel Wasser. Außerdem essen sie zu wenig kaliumreiche, entwässernde Lebensmittel, z. B. Gemüse.

Mit Salz verhält es sich ähnlich wie mit Zucker: Die Zunge kann bei übermäßiger Zufuhr völlig abstumpfen. Da hilft nur langsames Umgewöhnen, indem man Salz einspart und dafür beim Kochen mehr Kräuter und Gewürze einsetzt.

SCHWERER BALLAST IN FLÜSSIGER FORM

Ein Selbsttest lohnt sich: Essen Sie einen Tag lang viel Spargel, Kohlrabi oder Kartoffeln, die Sie nur mit Kräutern oder Pfeffer gewürzt haben. Wenn die Nadel der Waage am nächsten Morgen ein halbes Kilogramm weniger anzeigt, dann haben Sie überflüssiges Körperwasser verloren.

Die Folgen von hohem Salzkonsum

▶ Das Blutvolumen erhöht sich, dadurch klettert der Blutdruck schon eine Stunde nach einer salzreichen Mahlzeit in die Höhe.
▶ Das Natrium im Salz erhöht auch die Gefäßwandspannung der Blutgefäße. Diese verengen sich; der Blutdruck steigt zusätzlich.
▶ Auch Fettzellen speichern Wasser – bis zu zehn Prozent. Dadurch quellen sie und damit der gesamte Bauch- und Hüftspeck noch weiter sichtbar auf.
▶ Die Entstehung von Ödemen (Wasseransammlungen im Gewebe) wird durch zu viel Natrium begünstigt, ihr Abbau dadurch deutlich behindert.
▶ Salz verschlimmert häufig das so genannte prämenstruelle Syndrom an den Tagen vor der Monatsregel mit Symptomen wie Kopfschmerzen, Migräne, Reizbarkeit, Weinkrämpfen, Unbeherrschtheit oder Spannungsgefühl in den Brüsten.

> Fertiggerichte oder Tütensuppen enthalten ebenso wie Salami oder gepökeltes Fleisch besonders hohe Salzmengen. Ganz zu schweigen von zahlreichen beliebten Knabbereien wie Chips, Salzbrezeln oder gerösteten Erdnüssen.

So schwemmt man zu viel Körperwasser aus

▶ In der Küche den Salzverbrauch konsequent reduzieren.
▶ Häufiger mit Pfeffer, Paprika, Curry oder frischen bzw. tiefgefrorenen Kräutern würzen.
▶ Auf salzreiche Fertiggerichte, Fastfood oder Snacks verzichten.
▶ Den Konsum von Gemüse, Hülsenfrüchten, Rohkost und Salaten deutlich erhöhen.

Die wirkungsvollsten Fettfresser –
von Apfelessig über Stresshormone
bis zur richtigen Bewegung

Lipolyse – weg mit dem Fett

Substanzen und Faktoren, die das Fett angreifen

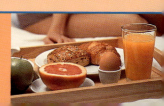

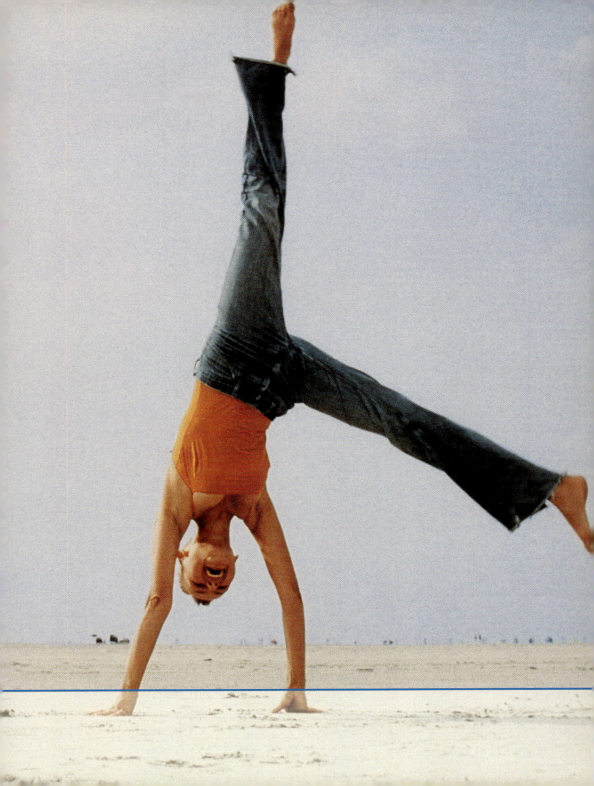

Angriff auf die Fettzellen

Die Lipolyse, also die Fettfreisetzung, funktioniert nur über drei gleichzeitig stattfindende Stoffwechselmechanismen. So, wie die Reise mit dem Flugzeug immer drei Phasen umfasst: den Start, den Flug und die Landung. Genauso kann die Fettfreisetzung nur klappen, wenn sich in unserem Körper drei bestimmte Dinge gleichzeitig abspielen. Wenn sich nur zwei abspielen oder nur eins, wird man seinen Bauchspeck nicht los. Es liegt an uns, ob wir diesen Mechanismus nutzen oder aber auf unseren Polstern sitzen bleiben.

> Die so genannten lipolytischen Substanzen sind keine geheimnisvollen, neu entdeckten Stoffe, sondern Substanzen und Faktoren, die seit jeher zu unserem Leben gehören. Nur hat man erst in jüngster Zeit herausgefunden, wie man sie zum Fettabbau einsetzen kann.

Die drei Faktoren der Fettfreisetzung

Die drei Mechanismen, die unbedingt ihr Zusammenspiel entfalten müssen, sind die folgenden.

▶ Die Triglyzeride, also die Fettmoleküle, müssen zunächst heraus aus den Adipozyten, den Fettzellen. Jetzt schwimmen sie erst mal im Blut herum. Das allein hilft allerdings noch nichts – die Fettmoleküle müssen dann in die Körperzellen hinein, um dort zu Energie verheizt zu werden.

▶ Deshalb lautet das zweite Muss: Transport der Fettmoleküle in Zellen, und zwar möglichst in Muskelzellen, weil die am meisten Fett verbrennen können. Und in diesen Zellen müssen sie wiederum in die kleinen Energiebrennöfen transportiert werden, in die Mitochondrien. Denn wenn sie nur im wässrigen Zellinneren, dem so genannten Zytosol, herumschwimmen, nutzt das auch nichts.

▶ Dann gibt es noch das dritte Gebot: Die Fettmoleküle, die in den Mitochondrien, den Energiebrennkammern unserer Körperzellen, gelandet sind, müssen sozusagen angezündet und auf diese Weise zu Energie verheizt werden.

Fett rein und Fett raus

▶ Der Job der Fettzellen ist es vorwiegend, Fett zu horten und bei Energiebedarf des Körpers wieder abzugeben.

▶ Den Mechanismus des Fetthortens nennen Zellforscher Lipogenese. Er ist oder war irgendwann einmal bei allen Übergewichtigen unnormal ausgeprägt.

▶ Das Prinzip des Schlankwerdens ist eigentlich ganz einfach: Die Lipogenese muss gestoppt bzw. auf ein gesundes Maß reduziert werden. Und man muss die Lipolyse mehr oder weniger kräftig ankurbeln.

Ein voller Tank fährt noch nicht

Wenn im Körper kein Fett zu Energie verbrannt wird, wird auch kein Fett aus Speckdepots freigesetzt. Dies verhält sich ganz genauso wie bei einem Auto, das irgendwo geparkt ist. Im Motor wird kein Treibstoff verheizt, also wird auch keiner aus dem Tank angefordert und angesaugt. Wenn das Benzin im Motor gelandet ist, brennt es aber trotzdem noch nicht. Hierfür ist ein komplizierter Vorgang nötig, bei dem mehrere Mechanismen mitwirken: Anlasser, Zündkerzen, Strom aus der Batterie usw. Erst wenn dieser Zündvorgang läuft, strömt Benzin durch die Treibstoffleitung, und der Tank leert sich allmählich.

Die Verbrennung ankurbeln

Die Natur lässt sich mit der Technik nur bedingt vergleichen. In diesem Fall jedoch funktioniert der Vergleich: Auch in den Energiebrennkammern, den Mitochondrien, gibt es so etwas wie Anlasser, Zündkerzen und elektrischen Strom. Wenn alle Mechanismen funktionieren und perfekt zusammenwirken, wird Fett aus dem Bauch-

> Das Prinzip Energiegewinnung funktioniert überall gleich und hat sich bewährt, so dass die Natur in hunderten Millionen von Jahren keinen Anlass gesehen hat, es zu ändern.

speck angesaugt und verheizt. Wenn also unser »Bauchtank« sein »Benzinfett« hergibt und der Transport über die »Treibstoffleitungen« unserer Zellen in die Mitochondrien hinein klapp und er nicht verstopft wird, geht es den Speckpolstern an den Kragen. Alle drei Mechanismen des Schlankwerdens werden durch lipolytische Substanzen und Faktoren stimuliert und in Gang gesetzt.

> Die Zellen von Tieren unterscheiden sich nicht so wesentlich von den unseren. Wir brauchen deshalb nur mit Neugier und Interesse die Tiere zu beobachten, um herauszufinden, wie sie es fertig bringen, ihr Leben lang das gleiche Gewicht zu behalten.

Die zehn Schlankmacher

Bestimmte Substanzen haben in der Natur neben anderen Aufgaben auch jene zugewiesen bekommen, an der Fettfreisetzung, dem Transport und der Fettverbrennung mitzuwirken – nicht nur beim Menschen, sondern auch bei allen Tieren und sogar bei den Pflanzen. Es sind die lipolytischen Substanzen.

Es ist vernünftig, wenn wir diesen Schlankheitsmechanismus ebenfalls in Anspruch nehmen, nachdem das genetische Programm zum Schlanksein bzw. Abnehmen ja in uns steckt. Das kann mit Hilfe der folgenden zehn lipolytischen Substanzen und Faktoren geschehen.

- ▶ Jod und Eisen
- ▶ Magnesium
- ▶ Vitamin C
- ▶ Karnitin
- ▶ Eiweiß und Apfelessig
- ▶ Omega-3- und Omega-6-Fettsäuren
- ▶ Sonne
- ▶ Kälte
- ▶ Stresshormone
- ▶ Bewegung

Wie rasch man abnehmen kann

Je mehr dieser zehn lipolytischen Substanzen und Faktoren man einsetzt, desto mehr greift der Schmelzprozess unmittelbar am Bauch- und Hüftfett an. Wunderdinge darf man allerdings nicht erwarten – mit keiner Diät verliert man in zehn Wochen zehn Kilo-

gramm Depotspeck. Im Gegenteil: Mit den meisten Schlankheitskuren verliert man kaum Fett. Mit den folgenden zehn Abspeckhilfen können Sie jedoch mit handfesten Erfolgen rechnen.
▶ Je nach Größenordnung des Übergewichts verlieren Sie täglich zwischen 8 und 38 Gramm reines Fett aus dem Bereich von Bauch, Hüften, Po und Oberschenkeln.
▶ Bei fünf Kilogramm Übergewicht können Sie in zwei Monaten 3,3 Kilogramm Depotfett verbrennen.
▶ Bei zehn Kilogramm Übergewicht sind es im gleichen Zeitraum 3,9 Kilogramm Depotfett.
▶ Bei 20 Kilogramm Übergewicht specken Sie 4,4 Kilogramm ab.
▶ Bei 30 Kilogramm Übergewicht sind es sogar bis zu 6,4 Kilogramm reines Triglyzeridfett aus den Depots unterhalb des Nabels.

Fit bleiben beim Abnehmen

Wichtig ist eine begleitende fettschmelzende Basiskost. Halten Sie sich deswegen an die Rezepte und Lebensmittelempfehlungen ab Seite 142 in diesem Buch – es lohnt sich. Denn diese Programme schwächen Ihren Organismus nicht. Im Gegenteil: Ihr lästiges Bauchfett wird zu Körperenergie verheizt. Das macht nicht nur schlank, sondern gleichzeitig vital, dynamisch und optimistisch.

Jod und Eisen – Profis für die Fettverbrennung

Die beiden Spurenelemente sind unendlich winzig. Von Jod bzw. Jodid, dem Jodsalz, brauchen wir im ganzen Leben lediglich ein paar Gramm, pro Tag nicht mehr als 150 millionstel Gramm, und in unserem Körper stecken nicht mehr als 25 tausendstel Gramm dieses Minerals. Von Eisen ist in unserem Blut nicht wesentlich mehr als

Die Bewohner südlicher Küstenregionen sind u. a. deshalb meist schlank, weil sie sozusagen Jodatome auf der Zunge haben, die ihnen der Seewind zuträgt, und weil sie sich viel im Freien aufhalten.

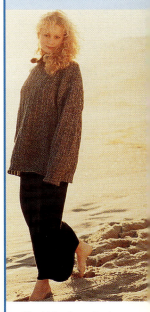

Ein Urlaubsaufenthalt am Meer trägt einiges zur Fettverbrennung bei.

ein Gramm vorhanden. Trotzdem sind die beiden bei der Fettschmelze äußerst aktiv. Oder anders ausgedrückt: Viele Menschen sind nur deshalb übergewichtig, weil ihnen Eisen oder Jod oder beide Spurenelemente fehlen bzw. über einen bestimmten Zeitraum gefehlt haben. Derlei Kandidaten kommen möglicherweise bereits mit mehr Jod oder Eisen oder einer Kombination von beiden Spurenelementen von ihrem Übergewicht herunter. Dabei könnte der Beitrag der beiden zum Fettabbau unterschiedlicher nicht sein.

Das Wunderding Jod

Im Lauf der Evolution wurde das Spurenelement Jod zum Keim allen Lebens, allen sich Bewegendem. Es ist zu zwei Dritteln Bestandteil des Schilddrüsenhormons Thyroxin, des Motors unseres Stoffwechsellebens. Alle Körperzellen regen sich unter dem Einfluss des Jodhormons Thyroxin und fordern den benötigten Brennstoff vorwiegend aus Fettzellen an. Wenn Jod bzw. Thyroxin fehlt, leben Zellen nur auf Sparflamme und brauchen deshalb auch weniger Fettbrennstoff.

> Wenn durch Jodmangel zu wenig Thyroxin im Körper ist, friert man oft, weil die Billiarden Öfen in den Zellen nicht richtig beheizt werden und sozusagen wie ein schlecht ziehender Schornstein vor sich hin qualmen.

Tabletten helfen oft nicht

Der typische Jodmangelkandidat kommt zum Arzt und klagt, dass er Übergewicht hat, chronisch müde ist und sehr häufig friert. Der Arzt denkt sich sofort: »Vielleicht Thyroxinmangel aufgrund von zu wenig Jod.« Dann nämlich setzt man leicht Speck an, weil der Verbrennungsapparat in den Zellen nicht optimal abläuft. Außerdem ist man dauernd müde, weil die Leistung des Zellstoffwechsels gedrosselt ist.

Der Arzt verschreibt daraufhin Jodtabletten. Die können Abhilfe schaffen, tun das aber leider nicht zwangsläufig. Denn die Thyroxinmoleküle, die zu zwei Dritteln aus Jod bestehen, sind extrem verletzlich. Sie brauchen auf ihrer Reise durch die Blutgefäße Vitamin-C-Moleküle, die »Immunpolizei«. Die schützt sie dann vor freien Radikalen, zerstörerischen Substanzen, die es überall in unserem Körper massenweise gibt.

Thyroxin – Schutz durch Vitamin C

Weil die Schilddrüsenhormone im Blut zerstört werden, bleibt der Patient dick und müde, und er friert weiter. Nun verordnet ihm der Arzt – oft zu voreilig – Thyroxintabletten. Das Thyroxin kommt schließlich über die Darmschleimhäute ins Blut, und das Blut meldet der Schilddrüse: »Es schwimmt ausreichend Thyroxin herum, die Konzentrationen sind hoch.« Daraufhin drosselt die Drüse ihre Eigenproduktion, was alles andere als erstrebenswert ist.

Es wäre daher vernünftiger, Ärzte würden Patienten, deren Schilddrüsenunterfunktion nicht eindeutig diagnostiziert ist, raten, erst einmal sehr viel frisches, Vitamin-C-reiches Obst zu essen oder versuchsweise entsprechende Askorbinsäurepräparate zu nehmen, um zu sehen, ob die Hormonkonzentrationen dann steigen.

Eine komplizierte Kettenreaktion

Man könnte sagen, Jod ist nicht nur zu zwei Dritteln Teil des Schilddrüsenhormons, sondern es ist dieser Stoff schlechthin, der sich nur an ein Drittel Eiweiß klammert, nämlich an die Aminosäure Tyrosin. Jod hat eine gewaltige Zündkraft; gleichzeitig zählen die Jodmoleküle zum Sensibelsten und Faszinierendsten, was die Natur je hervorgebracht hat. Der Urkeim von Thyroxin entsteht in einer Zwischenhirndrüse, dem Hypothalamus, der etwa die Größe einer kleinen Kirsche hat. Hier fügen sich jeweils nur drei Eiweißbausteine zum Thyroxinauslösefaktor zusammen, der damit zu den kleinsten Proteinen überhaupt zählt. Diese Faktormoleküle strömen über

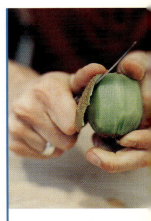

Vitamin C gehört zur »Immunpolizei« des Körpers. Frisches, Vitamin-C-reiches Obst, etwa Kiwis, hilft unserem Organismus auf vielfältige Weise.

Es ist ein wichtiger Schritt, wenn wir in der Küche ausschließlich jodiertes Speisesalz oder Meersalz verwenden. Dann wird der nur rund 20 Gramm leichten Schilddrüse ausreichend Jod zugeführt.

ein großes Blutgefäß zur nur wenige Zentimeter entfernten kirschkerngroßen Hirnanhangsdrüse (Hypophyse), die ein anderes Hormon sekretiert, das seinerseits die Schilddrüse zur Produktion ihrer Hormone anregt.

Hormone halten schlank

Zu den wichtigsten Schlankheitssubstanzen zählen die Schilddrüsenhormone T4 und T3.

▶ Thyroxin (oder T4): Es schlüpft – im Gegensatz zu anderen Molekülen – von allein durch die Membranschutzhülle der Zellen und dann auch gleich durch die Schutzhülle um den inneren Zellkern, und zwar aus einem wichtigen Grund, den Genforscher jetzt entschlüsselt haben: Ebenso wie das Hormonvitamin D stimuliert es in den Genen des Zellkerns (als so genannter Transkriptionsfaktor) Vitalimpulse. Thyroxin weckt also Zellen auf, macht sie wach und leistungsbereit und kurbelt außerdem den Zellstoffwechsel an.

▶ Trijodthyronin (oder T3): Es schaltet an den Außenhüllen der Zellen Billiarden Pumpen ein, die Eiweißbausteine und Glukose ins Innere transportieren. Dadurch wird in den Zellen Hitze produziert. Zellforscher nennen diesen Vorgang Kalorigenese. Außerdem zündet das Jodhormon in den Energiebrennkammern aller Zellen die Öfen, in denen Glukose und vor allem auch Fett verbrannt werden.

Verbrennung pur

T3 und T4 schüren also das Feuer, das unseren Bauchspeck letztlich verbrennt. Die »Geschwisterhormone« greifen außerdem direkt ins Fettgewebe ein, kurbeln dort die Fettfreisetzung auf zweierlei Weise an: Zum einen erzeugen sie in jeder Fettzelle Millionen Dienermoleküle (wissenschaftlich: zyklisches Adenosinmonophosphat oder kurz cAMP), die Fettsäuren ins Blut schaufeln.

Zum anderen erhöhen sie in Fettzellen die Sensibilität für Stresshormone. Das ist wichtig, denn diese Hormone stürzen sich bei Stress auf das Fettgewebe, um es auszubeuten. Bei Stress läuft unser Organismus schließlich auf Hochtouren und benötigt deshalb auch mehr Energiebrennstoff.

Wenn T3 und T4 fehlen, sind Cholesterin- und Fettwerte im Blut erhöht, die Konzentration der wichtigen Enzyme, die Fettmoleküle zum Transport oder Verheizen zerlegen können, ist jedoch abgesenkt. Diese für die Fettfreisetzung unerlässlichen Enzyme bezeichnen Wissenschaftler als Lipoproteinlipase, kurz LPL.

Eisen – Transporteur von Sauerstoff

Was darf nie fehlen, wenn etwas verbrannt wird? Natürlich Sauerstoff. Ohne dieses Element gibt es kein Feuer, keinen Verbrennungsvorgang im Automotor, kein Kerzenlicht – und selbstverständlich kann in den Körperzellen ohne Sauerstoff kein einziges Fettmolekül verbrannt werden. Gleichzeitig mit dem Brennstoff Fett oder Glukose muss den Mitochondrien (den Energiebrennkammern der Zellen) auch Sauerstoff zugeführt werden.

Unsere Atemluft besteht zu etwa 20 Prozent aus Sauerstoff; beim Atmen gelangt er in die Lunge und die Bronchien. Hier – in den unendlich feinen Lungenkapillaren – bindet sich der Sauerstoff an die im Blut befindlichen roten Blutkörperchen, und zwar an deren Hämoglobin, den roten Blutfarbstoff, der wiederum mit Eisen »aufgeladen« ist.

Eisen ist eines der häufigsten Metalle nicht nur in der Erdkruste, sondern im ganzen Universum. Das Problem für Übergewichtige ist nun, dieses für die Fettverheizung so wichtige Spurenelement auch in ihre roten Blutkörperchen zu kriegen. Es gibt tatsächlich Menschen, die nur deshalb dick werden, weil ihnen Eisen fehlt.

> Große Mengen an Jod sind in Seefisch und Meeresfrüchten enthalten. Besonders zu empfehlen: Barsch, Kabeljau, Seelachs, Seezunge, Schellfisch, Thunfisch, Miesmuscheln, Austern, Garnelen und Krabben.

Am meisten Eisen steckt in rotem Fleisch

Leider ist die Nahrung des Durchschnittsmitteleuropäers recht eisenarm. Das Mineral befindet sich vor allem in rotem mageren Fleisch. Je röter es ist, desto mehr Blutfarbstoff und damit Eisen enthält es auch. Spitzenreiter sind demnach Leber, Muskelfleisch und Herz. Austern und Muscheln enthalten ebenfalls viel Eisen; Gleiches gilt für grünen Salat oder Blattgemüse, Hülsenfrüchte und Vollkornprodukte.

Von all dem Eisen, das beim Mittagessen sozusagen auf dem Teller liegt, nehmen wir nur rund 15 Prozent in unseren Stoffwechsel auf. Dies aber auch nur unter bestimmten Voraussetzungen.

Damit Eisen gut verwertet wird

Eisen braucht viel Magensäure, um ionisiert (elektrisch aufgeladen) zu werden. Dies ist für seine weitere Verwertung sehr wichtig. Die meisten Menschen produzieren aber nach dem 35. Lebensjahr immer weniger Magensäure. Daher der Tipp von Stoffwechselforschern: Vor den Hauptmahlzeiten den Magen mit Säurelockern ansäuern. Ideal sind z. B. eine Kiwi, ein halber Apfel, ein Esslöffel Apfelessig mit Wasser vermischt oder der Saft einer Zitrone.

Ohne Vitamin C ist Eisen eigentlich nur die Hälfte wert. Deshalb sollte man mehrmals am Tag frisches Obst essen. Die Partnerschaft von Vitamin C und Eisen sowie mit dem Protein Karnitin (siehe dazu Seite 100ff.) ist einer der bedeutenden Schlankmacherfaktoren in der Natur.

So kommt mehr Sauerstoff ins Blut

Unsere beiden Lungenflügel sind vorwiegend dazu da, Sauerstoff aufzufangen und an die eisenhaltigen roten Blutkörperchen abzugeben. Deshalb hat unsere Lunge samt ihren unendlich vielen Flim-

---

In unserem Blut kreisen ständig rund 35 Trillionen Sauerstoffmoleküle, gebunden an Eisen – vorausgesetzt, es ist genügend Eisen im Körper. Trotzdem wiegt dieses gesamte Bluteisen, etwa im Körper einer Frau, gerade mal ein bisschen mehr als ein Gramm.

ZITRONE HILFT BEI
DER EISENAUFNAHME

merhärchen rund 140 Quadratmeter Oberfläche. Die unbeschreiblich winzigen Sauerstoffteilchen wechseln hier bei jedem Atemzug geschwind von den Lungenzellen in die roten Blutkörperchen hinüber. Acht Sekunden dauert es nur, bis sie z. B. Körperzellen in unserem großen Zeh erreicht haben.

Je mehr Sauerstoff wir in die unzähligen kleinen Energieöfen der Zellen schicken, desto mehr Fett kann auch verbrannt werden. Schon aus diesem Grund ist Sport oder Gymnastik oder irgendeine andere körperliche Ertüchtigung so wichtig. Die Lunge weitet sich, ihre Innenoberfläche nimmt zu, wir saugen mehr Sauerstoff ein – und die molekülwinzigen Verbrennungsmotoren können noch ein paar Touren zulegen. In ihnen treffen schließlich der Treibstoff Fett und der Oxidationsstoff Sauerstoff zusammen, und die Fettschmelze kann weiter angekurbelt werden.

> Damit alle Zellen mit ausreichend Sauerstoff versorgt werden, um fleißig Fett verbrennen zu können, muss unser Knochenmark in jeder Sekunde zwei Millionen rote Blutkörperchen produzieren – und dann auch noch ausreichend Eisenatome in jedes einzelne hineinstecken.

Schlanker werden mit mehr Eisen

▶ Essen Sie viel Blattsalat, Rohkost, grünes Blattgemüse wie Spinat, Brokkoli, Mangold und Lauch, außerdem Hülsenfrüchte wie Bohnen, Erbsen und Linsen.

▶ Ein- oder zweimal pro Woche sollte Leber bzw. rotes Muskelfleisch auf dem Speiseplan stehen (jeweils ca. 80 Gramm).

▶ Auch Eier, Austern, Miesmuscheln und Vollkornprodukte sind reich an Eisen.

▶ Man sollte sich angewöhnen, unmittelbar vor den Hauptmahlzeiten etwas säuerliches Obst zu essen, beispielsweise Kiwis, Orangen, Grapefruits, saure Beeren oder Äpfel.

▶ Noch besser: Schneiden Sie 1 Zitrone in 4 Stücke, und essen Sie sie samt Fruchtfleisch (schmeckt nur die ersten Male schrecklich sauer, danach himmlisch gut!).

> Fisch, Fleisch, Milch und die meisten Früchte sind verhältnismäßig arm an Magnesium. Viel von diesem Mineral enthalten beispielsweise Bananen, Nüsse, Samen und Kerne.

Magnesium – der Chef beim Fettabbau

So, wie es in jedem Betrieb Chefs und Manager gibt, geben solche auch in Fettzellen den Ton an. Im Fettgewebe heißt der Generaldirektor Magnesium. Er ist oberster Herrscher über ein Milliardenheer an molekülkleinen Dienern, die bei Bedarf in jeder Fettzelle entstehen und Fettmoleküle aus der Zelle ins Blut schaufeln. Fett aus Milliarden Fettzellen zu entleeren ist kein einfacher Vorgang. Fettzellen sind in ihrem Aufbau kompliziert. Sie nehmen jedes Triglyzerid in einem mehrstufigen Verfahren einzeln auf und geben es ebenso kompliziert wieder ans Blut ab. Und weil sich in jeder Fettzelle Milliarden Fettmoleküle befinden, werden für die Fettfreisetzung natürlich entsprechend viele Hilfsmoleküle benötigt:

▸ Enzyme für das Aufspalten der Fettmoleküle
▸ Spezialmoleküle für den Transport dieser Triglyzeride bzw. Fettsäuren ins Blut

Diese Zellhelfer staffeln sich innerhalb der Fettzellen in Form hierarchisch geordneter Strukturen, ähnlich wie bei einem Heer. Das Oberkommando hat dabei der Mineralstoff Magnesium.

Die Schlankheitsarmee

Dem Mineralstoff Magnesium unmittelbar untergeordnet sind in jeder Zelle tausende Eiweißstoffe, die so genannten G-Proteine. Für deren Entdeckung erhielten die beiden US-Wissenschaftler Martin Rodbell und Alfred G. Gilman 1994 den Medizinnobelpreis.

Jedes G-Protein verfügt seinerseits über eigene Divisionen aus so genannten zweiten Boten (wissenschaftlich: Second Messengers), die die eigentliche Arbeit des Fettfreischaufelns verrichten. Wenn durch einen bestimmten Impuls Fett aus dem Fettgewebe angefordert wird (z. B. durch eine erhöhte Stoffwechselleistung der Muskelzellen), kann jedes G-Protein hunderttausende »Zweite-Boten-Dienermoleküle« rekrutieren. Molekularbiologen bezeichnen diese als zyklisches Adenosinmonophosphat (oder kurz cAMP). Insgesamt werden in der Fettzelle Milliarden davon in Aktion gesetzt.

Blitzartig wird Fett freigesetzt

Jede Fettzelle kann also bei Bedarf pro Minute Milliarden Triglyzeride aus dem Bauchspeck ins Blut abgeben. Deshalb klappt die Fettfreisetzung bis zu 4000-mal schneller als der Fetteinbau. Diesen enormen Abspeckmechanismus muss man unbedingt in Gang setzen – durch mehr Magnesium. Auch die blitzartige Freisetzung von Speicherglukose (dem Glykogen) aus der Leber funktioniert durch die Billiarden kleiner cAMP. Deshalb schießt z. B. bei einer Schrecksekunde auf der Autobahn innerhalb von Zehntelsekunden so viel Hitze durch uns hindurch – wir sind hellwach und hochkonzentriert. Immer wenn unsere Zellen durch Stress »aufgeheizt« werden müssen, schaufeln die unzähligen cAMP Glukose oder Fett ins Blut.

Übergewichtige haben erhöhten Bedarf

Magnesium hat von der Natur eine besonders faszinierende Aufgabe zugewiesen bekommen: Das Mineral ist eine Art Kontaktperson für Hormone, Wachstumsfaktoren, die schon erwähnten »zweiten Boten«, hormonelle Signalwege, Nervenleitbahnen u. a. Magnesium greift auf zweierlei Weise tief in unseren Fettstoffwechsel ein:
▶ Zum einen wird das Mineral für den oft blitzschnellen Bau der fettschmelzenden cAMP gebraucht.
▶ Zum anderen ist es unerlässlich für eine optimale Herzfunktion. Wichtig dabei: Dieser mit Abstand aktivste Muskel in unserem Körper kann ganz allein einen Speckbauch abschmelzen – dies natürlich nur, wenn das Herz gesund ist und optimal ernährt wird.

> Mittags sollte man wenig schnelllösliche Kohlenhydrate wie Nudeln, polierten Reis oder Fertigklöße essen, stattdessen viel grünen Salat, Rohkost, Gemüse und Hülsenfrüchte sowie Naturreis oder Kartoffeln. Dann darf das Essen sogar etwas fettreicher sein.

Die Bedeutung der cAMP

Die cAMP, die »Lagerarbeiter« in unserem Bauchspeck, werden mit Hilfe eines Magnesiumenzyms hergestellt. In dem Maß, in dem dem Körper Magnesium fehlt, sinkt die Synthesefähigkeit für cAMP, und desto schwieriger wird es, Fett aus dem Bauch- und Hüftspeck zu verlieren. In der Praxis sieht dies so aus, dass Schlankheitskuren versagen, wenn nicht Tag für Tag ausreichend Magnesium in der Nahrung vorhanden ist. Das Fett im Rumpsteak oder im Käse spielt dabei noch die geringste Rolle. Gefährlich für unsere Fettpolster wird eher die Glukose, die kleinste Einheit der Kohlenhydrate und in vielen Fällen der schlimmste Dickmacher.

So macht Glukose dick

▶ Zucker, Süßes, helle Teigwaren und Mehlprodukte führen bereits 20 Minuten nach dem letzten Bissen zu einem gewaltigen Zustrom von Glukosemolekülen ins Blut.

▶ Gleichzeitig schrillen bei der Bauchspeicheldrüse die Alarmglocken. Sie schüttet verzweifelt Unmassen ihres Hormons Insulin ins Blut, das die Glukose – den Blutzucker – in den Zellen abbauen soll.

▶ Solange die Glukosewerte im Blut erhöht sind, geht kein Fett aus dem Bauchspeck raus, denn die Fettzellen bleiben verschlossen wie Banktresore.

> Magnesium ist auch an der Bioverwertbarkeit der Nukleinsäuren beteiligt, der Moleküle, aus denen neue Zellkerne entstehen.

Schlanker werden mit mehr Magnesium

▶ Nüsse, Samen, Kerne, junge grüne Salat- und Gemüseblätter sind besonders reich an Magnesium.

▶ Gleiches gilt für Hülsenfrüchte, z. B. (Soja-)Bohnen, Erbsen, Linsen.

▶ Auch Bananen, Kartoffeln, Tomaten sowie Meeresfische und -früchte liefern viel schlank machendes Magnesium.

▶ In den Fettzellen (und auch in anderen Zellen) drosselt Glukose die Produktion der fettfreisetzenden cAMP. Man spült noch mit dem letzten Schluck des süßen Colagetränks nach, während im Bauch schon die Schlösser um die Speckdepots gelegt werden.

Unser Herz braucht Magnesium

Das menschliche Herz schuftet von früh bis spät, in jedem Augenblick: rund 70-mal pro Minute, 100 000-mal am Tag. Um dieses Gewaltpensum überhaupt bewältigen zu können, benötigt es enorme Mengen an Brennstoff. Mit der schnell entflammbaren und sich verflüchtigenden Glukose ist ihm nicht gedient. Es braucht die »dicken Briketts«, nämlich ordentliche Fettmoleküle. Damit es die in Fülle verheizen kann, benötigen die Herzmuskelzellen natürlich auch viele kleine Energiebrennkammern, die Mitochondrien. Diese wiederum brauchen Magnesium. Das Mineral gewährleistet über hormonelle und Nervenreize den stetigen Herzschlag und beugt so auch Herzrhythmusstörungen vor. Weiter wirkt es blutdruckregulierend und -senkend und ist aktiv am Prozess der Zellatmung, also der Energiegewinnung, beteiligt.

> Das Rezept für mehr cAMP lautet: Schon zum Frühstück kein helles oder Mischbrot, lieber Vollkornbrot oder -knäcke, noch besser ein magnesiumreiches Vollkorn-Nüsse-Müsli.

Vitamin C – der größte Feind der Speckdepots

Vitamin C nutzt jede Chance, den Fettzellen sozusagen eins auszuwischen: Es ist an nahezu allen lipolytischen, also fettabbauenden Mechanismen im Körper beteiligt. In seinem molekularen Aufbau ähnelt es dem Glukosemolekül.
Abgesehen von der Formosafledermaus und den Rhesusaffen, stellen Tiere ihr Vitamin C im Stoffwechsel selbst her – und zwar aus Glukose. Dies ist übrigens einer der Gründe, weshalb Tiere in freier

> Weil unser Herz mehr leistet als alle anderen Organe, braucht es auch die meisten Mitochondrien – nämlich rund 1000 Stück pro Herzmuskelzelle. Damit die wiederum geregelt arbeiten, wird Magnesium benötigt.

Natur selten krank werden. Wenn sie z. B. mit fetter Beutenahrung zu viel Fett aufnehmen, wandeln sie mehr Glukose in Vitamin C um. Dadurch werden die Fettfreisetzung und Verwertung erhöht. Wir Menschen können es den Tieren nachmachen. Übergewichtige sollten es zumindest auf einen Versuch ankommen lassen: Morgens ein Vitamin-C-reiches Frühstück (z. B. ein Obstmüsli aus säuerlichen Früchten mit Haferflocken), erst eine halbe Stunde später den Kaffee, eine weitere halbe Stunde später das Käsebrötchen oder – besser – Vollkornbrot mit Butter und kaltem Braten samt Gurke.

Hemmung der Glukoseaktivität

Das Vitamin C in Früchten und Gemüse erfüllt in unserem Organismus viele Aufgaben. Es besetzt beim Übertritt vom Blutgefäß in Zellen dieselben Rezeptoren (Andockplätze) wie die oft dick machende Glukose, konkurriert also mit diesen Kohlenhydraten und verdrängt sie zunächst. Vereinfacht gesehen sieht dies so aus: Bevor Glukose an und in Leberzellen Hormonsignale für den Fetteinbau geben kann, blockieren dies die Vitamin-C-Moleküle. Deshalb machen Kohlenhydrate und Fett in Früchten und Gemüse nie fett, selbst wenn man davon täglich 8000 Kilokalorien verzehren würde. Stresshormone holen die Fettmoleküle aus dem Bauchspeck (siehe Seite 126ff.), und Vitamin C ist Kofaktor in Enzymen, die diese Fettfresser im Körper herstellen. Deshalb haben z. B. unsere Hirnanhangsdrüse und die Nebennieren, die u. a. Stresshormone synthetisieren, die höchsten Vitamin-C-Konzentrationen im ganzen Körper. Dieses Vitamin kurbelt – zusammen mit Eisen – auch die körpereigene Produktion von Karnitin an, einem Eiweißstoff, der massenweise Fettmoleküle zur Verbrennung in die kleinen Energiebrennkammern (die Mitochondrien) der Zellen schafft (lesen Sie dazu bitte ab Seite 100ff.).

Aktivierung von Eisen

Vitamin C aktiviert außerdem das Spurenelement Eisen, das viel Sauerstoff für die Fettverbrennung vor allem in Muskelzellen transportiert. Außerdem hilft Vitamin C mit, dass den ganzen Tag über möglichst viele cAMP in Fett- und anderen Zellen produziert werden. Nicht zuletzt wird dieses Schlankheitsvitamin für die Energiegewinnung in den Zellen gebraucht. Dies bedeutet: Je mehr frisches Obst und Gemüse wir essen, desto höher ist die Stoffwechselrate unserer Körperzellen, und desto mehr Fett wird verheizt. Dadurch wird das Ideal erreicht: Der Nahrungsbrei macht uns fit, vital und schlank – und nicht müde, schlapp und dick. Wir dürfen ruhig mal ein feines Rumpsteak (z. B. mit Naturreis) essen, wenn gleichzeitig ausreichend frisches, kurz gegartes Gemüse auf dem Teller liegt.

Als Betthupferl – saures Obst

Unser Kollagen (es gibt zwölf verschiedene Arten) hält uns jung. Es besteht aus Aminosäuren (Eiweißbausteinen) und wird Tag und Nacht mit Hilfe des Spurenelements Zink und mit Vitamin C aufgerüstet. Deshalb tut es unserem Bindegewebe gut, wenn sich ständig hohe Konzentrationen von Vitamin C im Blut befinden.

Tagsüber wird unser Bindegewebe stark belastet und strapaziert – weil wir ständig stehen, sitzen oder gehen. Nachts, wenn wir liegen, geht es dann ans Aufrüsten. Deshalb ist unser Bauch morgens fester, das Gesicht glatter. Dafür wird natürlich viel Zellenergie benötigt. Die kommt u. a. aus den Triglyzeriden, die sich der Organismus, während wir schlafen und träumen, aus dem Bauch- und Hüftspeck holt. Der eigentliche Abspeckprozess vollzieht sich vor allem zwischen 11 Uhr abends und 7 Uhr morgens.

Wer von seinen Speckpolstern runtermöchte, sollte deshalb abends, möglichst kurz vor dem Schlafengehen, noch einmal etwas frisches

Vitamin C ist nicht nur in Zitrusfrüchten reichlich enthalten. Gute Quellen sind auch Grüngemüse und Blattsalat, Tomaten, Beeren, Pfeffer und Kartoffeln.

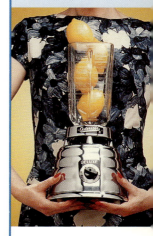

Wenn Sie's mögen: Zitronensaft vor dem Zubettgehen hilft beim Abnehmen.

> Vitamin C ist empfindlich, es wird von freien Radikalen schnell oxidiert. Wir erkennen dies daran, dass sich Apfelfruchtfleisch rasch kupferfarben verfärbt. Es enthält Pflanzenschutzstoffe, die das Vitamin C im Blut schützen.

säuerliches Obst essen. Das Bindegewebe von Gesicht, Hals, Brust oder Bauch sieht morgens gleich anders, fester aus. Dies funktioniert vor allem bei solchen Menschen großartig, die über ihr Kollagen unglücklich sind und immer weniger gern in den Spiegel gucken: Durch Vitamin C wird das Bindegewebe gefestigt und gleichzeitig Fett aus dem Bauchspeck abgezogen.

Wenn Vitamin C fehlt

Vitamin C ist wasserlöslich – dies bedeutet, dass wir es nicht speichern können. Unser Organismus verwendet, was er benötigt, und scheidet den Rest über Nieren und Blase aus. Deshalb müssen wir dafür sorgen, dass sich in unserem Blut den ganzen Tag über ausreichende Mengen an Vitamin-C-Molekülen befinden.

Dies ist natürlich häufig leichter gesagt als getan. Ein Mensch mit friedlichem Tagesablauf auf einer Almhütte tut sich damit noch relativ leicht. Vor allem dann, wenn vor seiner Behausung frisches Obst wächst. Bestimmte Umstände aber sorgen dafür, dass wir zu wenig Vitamin C haben und auch deshalb immer dicker werden.

Stress

Stress ist ein großer Vitamin-C-Räuber; schließlich wird das Vitamin in hohen Mengen für die Synthese von Stresshormonen gebraucht. Ein einziger leidenschaftlicher Gefühlsausbruch frisst fast schon grammweise den wichtigen Schlankmacher.

Rauchen

Auch das Rauchen ist ein Dieb, der uns Vitamin C klaut. Raucher müssen täglich doppelt so viel Vitamin C mit der Nahrung aufnehmen, um dieselben Blutwerte zu haben wie Nichtraucher. Wenn also einem Nichtraucher zwei Äpfel pro Tag genügen, muss der Rau-

GRÜNDE FÜR HÖHEREN BEDARF

cher schon vier und der extrem starke Raucher sogar sechs Äpfel vertilgen. Deshalb entwickeln starke Raucher mitunter zahlreiche kleine Fältchen über der Oberlippe. Weil Vitamin C fehlt, bricht dort als Erstes das Bindegewebe zusammen. Nicht zuletzt wird bei starken Rauchern die Sauerstoffaufnahme über die Lunge gedrosselt – um bis zu 18 Prozent. Dies bedeutet, dass für die Fettverbrennung vor allem in Muskelzellen zu wenig Sauerstoff zur Verfügung steht.

Alkohol

Für Ärzte in Unikliniken ist es kein Geheimnis, dass den (Halb-)Alkoholikern unter ihren Patienten dieses Vitamin fehlt. Gemessen werden dabei die Blutserumwerte, die Vitamin-C-Versorgung der Leukozyten (weiße Blutkörperchen) sowie die Vitamin-C-Ausscheidung nach oraler Gabe über den Urin. Schlimm wird es bei Menschen, die immer weniger essen, aber viel Alkohol zu sich nehmen. Wenn Bier, Schnaps und Wein 30 Prozent der Kalorienaufnahme ausmachen, sieht es mit dem Vitamin-C-Status düster aus.

Bei Leistungsdruck, Kummer, Ärger, Problemen, Hektik usw. müssen wir unseren Körper mit mehr Vitamin C versorgen, um die Belastungen wirkungsvoll abzufangen.

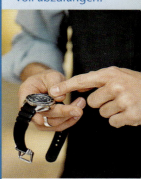

Ein Teufelskreis: Stress frisst Vitamin C – doch genau dieses Vitamin wird wiederum für die Bildung von Stresshormonen benötigt.

Schlanker werden mit mehr Vitamin C

▶ Essen Sie mehrmals täglich frisches Obst, möglichst aus dem Bioladen oder direkt vom Obstbauern. Sehr reich an Vitamin C sind saure Beeren, Kiwis und alle Zitrusfrüchte.

▶ Trinken Sie nicht nur Fruchtsaft, sondern essen Sie auch das Fruchtfleisch. Dadurch wird die Wirkung des Vitamins bis zum 20fachen erhöht.

▶ Gemüse ist ebenfalls reich an Vitamin C, vor allem Paprika, Spinat, Brokkoli, Mangold, Lauch, Pfeffer, Tomaten und Kartoffeln.

▶ Wer ernsthaft abnehmen möchte, darf ruhig auch Vitamin-C-Tabletten oder Askorbinsäurepulver zusätzlich einnehmen – vor allem wenn er Dauerstress hat, viel auf Reisen geht oder auf Kantinenkost angewiesen ist.

Im Lauf der Evolution entwickelten sich zweierlei Energiebrennstoffe: Einer war für das elektronenschnelle Aufheizen der Nerven in Gefahrensituationen; dafür eignete sich die sofort entflammbare und superschnell transportierbare Glukose. Die andere Art war ein »Superbenzin« für Langstreckenläufe und Ausdauer; dafür eignete sich am besten Fett.

Karnitin – Spediteur für überflüssiges Fett

Es geht im Inneren unseres Körpers ähnlich zu wie in der Welt, in der wir leben: Man kriegt selten etwas geschenkt und soll für fast alles bezahlen. Anders gesagt: Das Fett, das im Blut zirkuliert, geht nicht aus eigenem Antrieb in die Mitochondrien, die Energiebrennkammern der Zellen. Es muss demnach irgendetwas geben, was sie dort hineinbefördert. Diese Substanz heißt Karnitin. Es ist ein einfacher, aber wichtiger Eiweißstoff, der übergewichtigen Menschen oft fehlt. Dies stellt sich immer wieder heraus, wenn in Kliniken Patienten wegen Adipositas (Fettleibigkeit) behandelt werden.

Was Glukose und Fett unterscheidet

Unsere Nerven und unser Gehirn akzeptieren nur Glukose als Energietreibstoff. Weil diese Zellen nämlich flink wie Lichtstrahlen ihre Signale untereinander austauschen müssen. Die können – z. B. bei Gefahr – nicht lange warten, bis Energie aus Fett langsam mal anrollt. Sie brauchen ihren Energiestoff sofort, und er muss ständig vorrätig sein. Dieser Treibstoff heißt auch Blutzucker, weil seine Werte im Blut stets möglichst nah um die 85 bis 90 Milligramm pro 100 Milliliter Blut liegen müssen. Das Glukosemolekül ist – im Gegensatz zu Fett – ganz schlicht aufgebaut.

Wann immer wir etwas besonders rasch tun müssen – uns schnell bewegen, uns stark konzentrieren oder spontan reagieren –, wird Glukose im Gewebe zu Energie verheizt. Fett dagegen wird verbraucht, wenn wir über längere Zeit belastet werden. Je ausgiebiger Muskeln beansprucht werden, desto großkalibrigere Fettsäuren brauchen sie – also solche, die nicht im Nu verglühen, sondern die nachhaltig große Mengen Energie liefern.

EIN WICHTIGER
EIWEISSSTOFF

Was ist Karnitin genau, und wo steckt es drin?

▶ Karnitin ist ein Protein, das im Stoffwechsel aus den Aminosäuren Lysin und Methionin synthetisiert wird. Dabei werden lediglich ein paar Kohlenstoffatome vertauscht – kein Problem für unsere Leber.

▶ Weil dieser Mechanismus bei Tieren ganz genauso abläuft, liefert tierische Nahrung viel Karnitin. Besonders karnitinreich sind Herz, Leber und Skelettmuskelfleisch (vor allem in Hammel-, Lamm- und Rindfleisch).

▶ Man muss aber nicht unbedingt Fleisch essen. Auch Milchprodukte, Gemüse, Vollkornprodukte und sogar Früchte enthalten Karnitin. Ein Vegetarier versorgt sich durchschnittlich immer noch mit täglich 100 bis 300 Milligramm Karnitin. Dies reicht völlig aus, weil gerade Vegetarier dank ihrer gesunden Kost viel Karnitin selbst produzieren.

Langkettige Fettsäuren haben viele Kohlenstoffatome zum Verheizen zu bieten. Sie sind allerdings so sperrig, dass sie sich im wässrigen Inneren der Muskelzellen nicht so leicht durch die Doppelhülle quetschen können. Deshalb gibt es einen Stoff, der sie zerlegt und in den Mitochondrien wieder aufbaut – das Eiweißmolekül Karnitin. Ohne Karnitin entsteht eine beängstigende Situation: Fettmoleküle zirkulieren in Massen im Blut – oft sind es viel zu viele, die Lipidwerte sind krankhaft erhöht. Gleichzeitig warten gerade die Herzmuskelzellen auf die Fettmoleküle, die draußen zwar ausreichend herumschwimmen, aber nicht den Weg zu ihnen finden.

Genauso wie Übergewichtige oft zu wenig Eisen, Jod, Magnesium oder Vitamin C in Blut und Gewebe haben, fehlt ihnen meist auch Karnitin, der Fettfresser Nummer vier.

Wenn Mitochondrien fehlen

Optimal funktionierende Herzmuskelzellen verfügen über rund 1000 Mitochondrien (Energiebrennkammern). Damit ist sichergestellt, dass ausreichend Sauerstoff für die Zellatmung und die

Sauerstoffversorgung im Verbrennungsprozess angesaugt wird. Sind nicht genügend Mitochondrien vorhanden, führt das zu erheblichen Funktionsstörungen. Ein Fallbeispiel: Ein Mann kommt zum Arzt und klagt über Schmerzen in der Brust. Der Arzt verordnet ihm Roboranzien (Herzkräftigungsmittel). Er ignoriert, dass der Patient pro Herzmuskelzelle vielleicht nur über 120 oder noch weniger Mitochondrien verfügt. Deshalb kommt kein Sauerstoff in sein Herz, und deshalb hat er Schmerzen. Mitochondrien haben ihr eigenes Erbgut (die so genannte DNS). Sie können sich demnach vermehren, oder sie können weniger werden – je nach Nährstoff- und Karnitinangebot. Ihre Anzahl und damit der Grad der Sauerstoffversorgung können demnach mal gut, mal schlecht sein.

Die Ursache an der Wurzel packen

Die Herzstärkungsmittel helfen dem Patienten vermeintlich, täuschen aber über die wahre Ursache allen Übels hinweg. Der Mann geht wieder zum selben Arzt. Der macht ein EKG und sagt: »Ihr Herz ist übel dran. Da droht sogar ein Herzinfarkt.« Er verschreibt Beta-Blocker. Doch diese blockieren so genannte adrenerge Rezeptoren. Das bedeutet, der Patient regt sich jetzt nicht mehr auf (was gefährlich wäre). Freilich ist er auch ständig müde, abgeschlagen und lust-

Die Herstellung von Karnitin kann natürlich nur geschehen, wenn im Nahrungsbrei entsprechende Rohstoffe vorhanden sind.

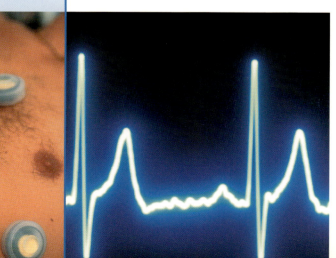

Essen für ein gesundes Herz: Übergewicht und zu fette Ernährung können das Herz-Kreislauf-System nachhaltig schädigen.

los. Mehr Leben spendende, schmerzheilende Mitochondrien bekommt er dadurch aber trotzdem nicht. Er bleibt weiterhin krank. Richtig und vernünftig wäre es, dem Patienten zu mehr mitochondrienschaffenden Nährstoffen zu verhelfen. Der wichtigste davon ist Karnitin.

Die körpereigene Karnitinfabrik

Die Natur überlässt nichts dem Zufall. Sie sorgt dafür, dass unser Körper bestimmte lebenswichtige Moleküle auch selbst herstellen kann – für den Fall, dass sie in der Nahrung nicht enthalten sein sollten. Zu diesen Stoffen zählen Cholesterin und Karnitin. Weil das fettfressende Karnitin so wichtig ist, wird es vom Darm besonders schnell an das Blut abgegeben, es durchläuft die Leber und landet wieder im Blutkreislauf. Wenn unsere Nieren Blut filtern, geben sie 90 Prozent des enthaltenen Karnitins zurück an das Blut. Es kann dann in aller Ruhe die Fettbriketts aus Bauch, Hüften, Po und Oberschenkeln in die Energieverbrennungskammern schicken. Und was ebenso wichtig ist: Karnitin wirkt als Müllentsorgung. Es schafft Fettrückstände aus den Mitochondrien gleich wieder hinaus.

Die Helfer des Karnitins

Ganz allein auf sich gestellt, kann Karnitin seine gewaltige Aufgabe aber nicht meistern. Der Eiweißstoff braucht Unterstützung.
▶ Vitamin C (der Fettfresser Nummer drei) ist unerlässlich für den Aufbau der Fettstraße aus dem Blut in die Mitochondrien – eine Erklärung dafür, warum Vitamin-C-Mangel so müde macht.
▶ Ein ebenso wichtiger Freund von Karnitin ist das Spurenelement Eisen. Eisenabhängige Enzyme unterstützen ebenfalls Karnitin. Deshalb dürfen eisenhaltige Lebensmittel wie Gemüse und Vollkornprodukte oder Eier in der Nahrung nie fehlen.

> Die größte Sünde: helle Mehlprodukte, Süßes und Fettes in einer Mahlzeit zu sich zu nehmen. Wissenschaftler sagen dann: Die Karnitin-Palmitoyl-Transferase (KPT) liegt darnieder. Die Folge: Man wird dicker und dicker, und das Herz wird immer kränker.

LIPOLYSE – WEG MIT DEM FETT

Schlanker werden mit mehr Karnitin

▸ Essen Sie mehrmals täglich frisches, möglichst säuerliches Obst wie Kiwis, Zitrusfrüchte, Äpfel, saure Beeren usw.

▸ Gut ist auch viel Grüngemüse wie Spinat, Brokkoli, Mangold, außerdem Tomaten, grüne, rote und gelbe Paprika, alle Arten Kohl, Rüben, Zucchini, Blattsalate sowie Rhabarber.

▸ Steigen Sie auf Vollkornbrot um. Außerdem täglich (am besten vormittags) ein Vollkornmüsli (1/2 Tasse) mit Dinkel, Hafer, Gerste, Buchweizen, Roggen oder Weizen essen. Ausgezeichnet sind auch Grünkern und Naturreis. Alle diese Lebensmittel steigern die körpereigene Karnitinproduktion.

▸ Bringen Sie immer wieder Käse auf den Tisch, am besten Ziegen- oder Schafskäse, oder auch Magerquark.

▸ Wenn Sie Karnitin gleich als fertigen Eiweißstoff essen wollen: Besonders geeignet sind Hammel-, Schaf- oder Lammfleisch und rotes Skelettmuskelfleisch (jeweils 60 bis 80 Gramm). Dazu Grüngemüse essen sowie vor und nach dem Essen jeweils den Saft von 1/2 Zitrone trinken.

Weil dieser Biostoff so wichtig für die körperliche Leistungsfähigkeit ist, arbeiten Sportphysiologen an kalifornischen Universitäten mit viel Engagement an Karnitinstudien.

Zucker und Karnitin sind Feinde

Die meisten Dicken werden durch Zucker und andere schnelllösliche Glukose (in hellen Mehlprodukten, Teigwaren, Fertigknödeln oder poliertem Reis) dick. Dafür verantwortlich ist eine Reihe von Mechanismen. Ein besonders wichtiger: Wenn wir Kuchen essen oder irgendeine andere kohlenhydratreiche Mahlzeit einnehmen, steigen die so genannten Malonyl-Koenzym-A-Werte steil an. Dieser Stoff baut Kohlenhydrate zu Fett um. Was noch schlimmer ist: Die Fettverbrennung vor allem in Muskelzellen wird blockiert.

Abspecken mit Eiweiß und Apfelessig

Die neueste Devise der Zellforscher lautet: »Alles, was in unserem Körper geschieht, geschieht durch Eiweiß. Alle anderen Stoffe wie Vitamine, Spurenelemente, Mineralien, Kohlenhydrate oder Fettsäuren sind lediglich Hilfsstoffe für Eiweißsynthesen.« Eiweiß bzw. Proteinmoleküle machen glücklich und vital, lassen Haare sprießen, verjüngen die Zellen, machen wach, konzentriert und dynamisch – und nicht zuletzt macht Eiweiß schlank. Apfelessig kann da kräftig mithelfen, und zwar schon nach 24 oder 36 Stunden.

Proteine steigern den Stoffwechsel

Wie vieles andere in unserem Körper wird auch der Mechanismus der Lipolyse, der Fettfreisetzung, durch Proteine kontrolliert.
▶ Je mehr Aminosäuren (Eiweißbausteine) im Blut sind und den Zellen zugeführt werden, desto höher ist die Stoffwechselrate, und desto mehr Fettenergiebrennstoff wird dafür benötigt.
▶ Nur die Stresshormone haben das winzige Schlüsselchen, um Fettzellen aufzusperren (siehe dazu Seite 126ff.).
Unser individueller Eiweißstatus ändert sich allerdings von Stunde zu Stunde – je nachdem, wie sehr wir unter Stress stehen und was wir gerade gegessen haben. Stress kann nämlich enorme Mengen an Eiweiß und anderen Biostoffen aus Blut und Gewebe fressen.

> **Ärger klaut Eiweiß:** Durch Wut oder starke Frustration beispielsweise werden dem Blut erhebliche Mengen an Aminosäuren entzogen – genauso wie Vitamine und Mineralstoffe.

Eiweiß macht die Zellen froh

Jede unserer Körperzellen besteht aus Millionen Einzelteilen. Je betriebsamer es zugeht, desto höher ist die Stoffwechselrate. Ideal ist der Faktor 100 – da wird bzw. bleibt man schlank. Wenn das Leben in der Zelle wegen Eiweißmangel einschläft, sinkt die Stoffwechselrate. Damit beginnt bei vielen Menschen schon das Dickerwerden.

Ribosomen – die Eiweißfabriken

Jeder Zellkern ist quasi ein Computer, der Informationen abspeichert und uns programmiert. Die Gene im Zellkern machen uns blond oder schwarzhaarig, groß oder klein. Sie bestimmen alles von uns, von der mentalen Veranlagung bis hin zum äußeren Erscheinungsbild. Zu diesem Zweck prägen sie Muster aus, die durch eine Schutzmembran in die Zelle abgegeben werden. Die Zelle produziert dann anhand dieser Muster Eiweißmoleküle aus Aminosäuren (Eiweißbausteinen). Diese Eiweißfabriken nennt man Ribosomen. Eine gesunde Herzmuskelzelle hat rund 200 000 davon. Dort werden also Aminosäuren zu den wichtigen Zellproteinen verknüpft. Bis so ein mittelgroßes Zellmolekül fertig ist, dauert es durchschnittlich rund 45 Sekunden.

Insgesamt synthetisieren unsere Zellen in jeder Stunde Trillionen von Eiweißmolekülen. Dafür wird viel Energie benötigt – den Treibstoff dafür liefern Glukose und vor allem auch Fett. Damit der Zellstoffwechsel richtig in Fahrt kommt, müssen den Zellen über das Blut Aminosäuren in ausreichender Menge zugeführt werden.

Eiweiß – Schwerstarbeit für den Magen

Eiweiß ist in unserer Nahrung mehr als genug vorhanden, auch in rein pflanzlicher Kost. Das Problem: Nahrungseiweiß wird meist nicht optimal verwertet, in Magen und Darm nicht komplett zu Aminosäuren abgebaut. Der Grund: Eiweiß benötigt viel Magensäure, um vorverdaut zu werden.

In einem Bissen Schweineschnitzel beispielsweise sind die Aminosäuren unendlich fest miteinander verschweißt. Magen und Darm müssen folglich Schwerstarbeit leisten, um diese Großproteine zu zerlegen. Die wichtige Vorverdauung beginnt im Magen durch den sehr sauren Magensaft. Die Magensäure eines gesunden Men-

> Apfelessig sorgt für mehr Aminosäuren in den Zellen – aber auch für mehr Eisen, das den nötigen Sauerstoff in die Energiebrennkammern der Zellen schafft. Denn auch Eisen braucht, genau wie Eiweiß, viel Magensäure, um ionisiert, also elektrisch aufgeladen und somit stoffwechselfähig zu werden.

SÄURE FÜR DEN
EIWEISSSCHUB

schen ist so hoch konzentriert, dass sie Löcher in einen Teppich ätzen würde. Denn Magensäure ist Salzsäure, nur sie kann zersetzend in das Nahrungseiweiß eindringen.

Apfelessig lockt Magensäure hervor

Ab dem 35. Lebensjahr produzieren fast alle Menschen immer weniger Magensäure – mit ein Grund dafür, dass in diesem Alter oft Gewichtsprobleme einsetzen. Ein Esslöffel Apfelessig, mit etwas Wasser oder Apfelsaft vermischt, ein oder zwei Minuten vor den Hauptmahlzeiten eingenommen, regt als Säurelocker die Magenschleimhautzellen zu massiver Produktion von Magensäure an. Das Eiweiß wird dann mit Hilfe bestimmter Enzyme gut vorverdaut.

Übrigens: Südländer träufeln seit jeher Zitronensaft auf ihren Fisch und machen ihren Salat mit Öl und Essig an. Sie tun dies nicht allein deshalb, weil z. B. der Fisch so besser schmeckt, sondern weil der Magen dann mehr Säure entwickelt und das Eiweiß besser verwertet wird.

Viele Menschen nehmen nicht ab, weil die Anzahl ihrer Ribosomen zu niedrig ist. Wenn sie mit Hilfe von Apfelessig die Anzahl dieser Eiweißfabriken steigern, kurbeln sie auch die Fettschmelze an einem ganz entscheidenden Punkt an.

Zitrone zum Fisch: Manche Traditionen haben ihren guten Grund. Der Zitronensaft regt die Produktion von Magensäure und damit die Verdauung an. Zudem kann Eisen mit dem in Zitronensaft enthaltenen Vitamin C viel besser vom Körper resorbiert werden.

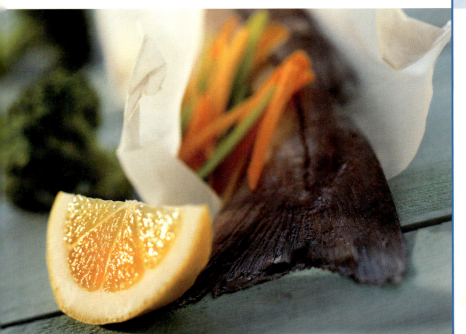

Eine Studie bringt es an den Tag

In Kalifornien hatten Biochemiker 68 gesunde weibliche und männliche Studenten zu einer wissenschaftlichen Studie eingeladen. Die Probanden durften ihr ganz normales und gewohntes Essen einnehmen, und zwar zwölf Tage lang. Doch die Hälfte von ihnen musste vor den Mahlzeiten etwas Zitronensaft oder Apfelessig einnehmen. Nach zwölf Tagen stellte sich anhand von Blut- und Gewebeanalysen heraus, dass die Apfelessiggruppe durchschnittlich 40,5 Prozent mehr an Nährstoffen aus ihren Mahlzeiten im Darm absorbiert und an das Blut abgegeben hatten. Dies bedeutet, dass sie mit durchschnittlich 40,5 Prozent weniger Nahrung auskamen. Es bedeutet aber auch, dass die andere Gruppe durchschnittlich 40,5 Prozent der Biostoffe – vorwiegend Eiweiß – ungenutzt über den Stuhl ausgeschieden hatte. Diejenigen Studenten, die Apfelessig oder Zitronensaft eingenommen hatten, nahmen an Gewicht ab. Außerdem fühlten sie sich mental besser, glücklicher und optimistischer (siehe »Die Dreitagekur mit Apfelessig«, Seite 110f.).

> Bei üblem Stuhlgeruch kann Apfelessig Abhilfe schaffen: Dreimal am Tag vor den Hauptmahlzeiten ein Esslöffel Apfelessig mit etwas Flüssigkeit eingenommen – und der üble Stuhlgeruch ist möglicherweise schon am nächsten Tag vorbei.

Schlanker werden mit Apfelessig

▶ Apfelessig ist bei eiweißreicher Kost besonders wirksam. Generell sollte man die Kohlenhydrate reduzieren, d. h., morgens isst man weniger oder noch besser kein Misch- oder helles Brot. Dafür darf man sich Schafs- oder Ziegenkäse, Tofu, Magerquark, mageren Schinken, kalten Braten oder Hähnchenfleisch ohne Haut gönnen.

▶ Auch mittags und abends sollte man die Kohlenhydrate zugunsten von Gemüse und Rohkost reduzieren.

▶ Vor den Hauptmahlzeiten nehmen Sie immer den Apfelessigdrink zu sich. Dazu verrühren Sie jeweils 1 Esslöffel Apfelessig in 1 Glas Wasser oder Apfelsaft (eventuell auch mit etwas Honig gesüßt).

Fettverbrennung auf Hochtouren

Diese Studie sagt auch aus, dass Zitronensaft oder Apfelessig für einen enormen Eiweißschub ins Gewebe sorgt. Die Zellen bauen Stunden nach der Mahlzeit kräftig Ribosomen auf, der Stoffwechsel läuft auf Hochtouren, Fett wird für die nötige Energieversorgung aus den Speckdepots abgezogen. Außerdem wird das Gewebe optimal mit Spurenelementen versorgt. Jod, Eisen, Chrom, Selen, Mangan, Zink und alle anderen Spurenelemente brauchen im Dünndarm nämlich Aminosäuren, an die sie sich binden, um mit Hilfe dieser »Transporttaxis« zu den Körperzellen zu gelangen. Eine optimale Eiweißverwertung bedeutet demnach auch eine verbesserte Versorgung mit Spurenelementen. Der Schlankheitsmotor läuft dann wie geschmiert.

Bei Eiweißmangel in Blut und Gewebe gibt es dagegen für Übergewichtige keine Chance. Schlankheitsprozesse greifen immer nur über Eiweißmoleküle. Außerdem produziert der Körper dann auch mehr Stresshormone, die das Fett aus dem Bauch- und Hüftspeck herausholen.

Hautprobleme durch unverdautes Eiweiß

Wenn Eiweiß in Magen und Darm nicht zu Aminosäuren abgebaut wird, fängt es im Darm an zu faulen. Blähungen und Durchfälle sind dann die Folge. Der Organismus schüttet literweise Wasser in den Darm, um die Faulgifte auszuscheiden. Zu große Eiweißmoleküle drängen durch die Darmschleimhaut ins Blut und werden vom Immunsystem als Fremdkörper bekämpft – es kann auch zu Lebensmittelallergien und -unverträglichkeiten kommen. Das Blut treibt die unerwünschten Substanzen wieder über die Haut aus. Die möglichen Folgen dieser Aktion: nässende Ekzeme, Pickel, Pusteln, Akne und Neurodermitis.

Grundlage des Apfelessigs ist der Apfelmost, in dem sich Alkohol gebildet hat. Die anschließende Gärung erfolgt durch spezielle Essigbakterien. Apfelessig enthält fast alle Inhaltsstoffe des Apfels, darüber hinaus auch antibakterielle, das Immunsystem stärkende sowie darmfreundliche Substanzen.

Die Dreitagekur mit Apfelessig

Wenn Sie mehr als sechs Kilogramm Übergewicht haben, nehmen Sie mit dieser Apfelessigkur bis zu zwei Kilogramm ab. Davon sind rund 1500 Gramm Glukose und Wasser – und der Rest reines Fett aus den Speckdepots. Am Vorabend des Kurbeginns steigen Sie auf die Waage und notieren sich Ihr aktuelles Gewicht.

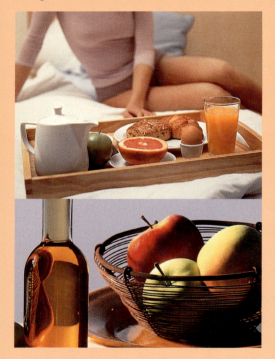

Genießen und abnehmen: Die Apfelessigkur lässt die Pfunde schmelzen – und dabei müssen Sie keineswegs hungern.

Das Frühstück

Morgens, unmittelbar vor dem Frühstück, trinken Sie 1 Esslöffel Apfelessig, in 0,2 Liter Wasser oder Apfelsaft gelöst.
Das Frühstück besteht jeweils aus 2 Scheiben Vollkornbrot oder Vollkornknäcke, 1 Teelöffel Butter, 1 Scheibe magerem Schinken oder kaltem Braten, 1 Gewürzgurke und eventuell Diätmayonnaise. Alternativ gibt es zu den 2 Scheiben Brot etwas Schafs- oder Ziegenkäse, 1 Tomate, 1 kleine Salatgurke, 4 Oliven und 1 hart gekochtes Ei.

Das Mittagessen

Mittags trinken Sie zunächst wieder den Apfelessigdrink aus 1 Esslöffel Apfelessig und 0,2 Liter Wasser oder Apfelsaft. Dann essen Sie einen Salatteller aus Salaten der Saison (mit wenig Essig und Öl angemacht). Danach gibt es 60 Gramm mageres Fleisch oder Fisch (z. B. Pute, Schweinelendchen, Fischfilet) sowie 1 Portion kurz gegartes Gemüse – beispielsweise Spinat, Fenchel, Schwarzwurzeln, Kohlrabi, Karotten, Blumenkohl, Gemüsepaprika, Auberginen oder Spargel. Die nötige Stärke (damit Sie auch satt werden und für den Nachmittag gerüstet sind) steuern etwas Naturreis, Biokartoffeln mit Schale oder Vollkornnudeln bei.

Das Abendessen

Abends vor dem Essen gibt es wieder den Apfelessigdrink, danach einen Rohkostteller mit Eischeibchen, Hähnchenfleisch (unbedingt ohne die cholesterinreiche Haut!), Forellenfilet oder Streifen von kaltem Braten. Was Sie abends auch essen dürfen: einen Shrimpscocktail mit Diätmayonnaise. Dazu sind sogar, weil es dann besser schmeckt, ein paar Scheiben Baguette erlaubt. Ganz vorzüglich ist auch 1/2 Avocado, mit der Gabel zerquetscht, mit Zitronensaft beträufelt und mit etwas Pfeffer gewürzt. Dazu gibt es Vollkornknäcke, so viel Sie wollen.

Das Abendessen sollten Sie möglichst nicht nach 19 Uhr einnehmen. Und mehr gibt es auch nicht mehr an diesem Tag. Kartoffelchips, Salzstangen o. Ä. vor dem Fernseher sind natürlich strengstens verboten.

Die Zwischenmahlzeiten

Als Zwischenmahlzeit am Vormittag gibt es ein Müsli aus 1/2 Tasse geschrotetem Getreide (am besten schon am Abend vorher in Wasser einweichen), dazu Früchtestückchen, etwas Sahne und 1 Esslöffel Sonnenblumenkerne.
Am Nachmittag dürfen Sie sich einen kleinen Snack gönnen: 1 Banane, mit Milch und Melas-

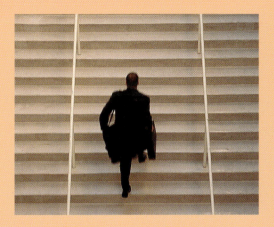

Apfelessig ist ein hervorragender Fettkiller – doch zusätzliche Bewegung schadet natürlich nicht. Nehmen Sie die Treppe statt den Aufzug.

se (gibt es im Reformhaus oder im Bioladen) verquirlt, oder 150 Gramm ungeschwefeltes Trockenobst (ebenfalls aus dem Reformhaus bzw. Bioladen) oder 1 große Hand voll Nüsse, Samen oder Kerne.

Was zusätzlich hilft

Körperliche Bewegung aktiviert generell den Abspeckprozess. Suchen Sie sich eine Sportart, die Ihnen Spaß macht.
Ein Spezialtipp von US-Biochemikerinnen: Aufzüge und Rolltreppen sind am besten zu meiden oder wenigstens grundsätzlich nur in Richtung abwärts zu benutzen.

Besonders reich an trägen, dick machenden gesättigten Fettsäuren sind: Kokosfett, Gänse- oder Schweineschmalz und Talg. Dagegen enthalten hochwertige Pflanzenöle neben ihren Fettsäuren auch viele wichtige Vitamine. Dabei kommt es sehr auf die Art der Ölgewinnung an: Besonders wertvoll sind die schonend kaltgepressten Pflanzenöle.

Ungesättigte Fettsäuren gegen Dickmacherfett

In unserem Körper gibt es viele hunderte unterschiedlicher Fettsäuren. Sie haben die verschiedensten Aufgaben, u. a. im Stoffwechsel, in den Augen, in der Haut, in der Gallenflüssigkeit, in den Nebennieren. Beschränkt man die Vielfalt auf die Unterscheidung »Welche machen dick, welche schlank?«, bleiben zwei Hauptgruppen:
- Triglyzeride, das typische Depotfett
- Ungesättigte Fettsäuren, die im Stoffwechsel hochaktiv sind

Eine Sonderrolle spielen dabei die essenziellen Fettsäuren. Sie heißen so, weil wir sie unbedingt mit der Nahrung aufnehmen müssen – ähnlich wie Vitamine oder eine Reihe von Eiweißbausteinen. Unser Stoffwechsel kann sie nicht selbst herstellen.

Alle anderen Fettsäuren kann unser Organismus selbst synthetisieren. Hier liegt auch schon das Dilemma fast aller übergewichtigen Menschen. Denn wenn wir z. B. zu viel Spaghetti, Pizza oder Brot essen, baut der Stoffwechsel auch aus überschüssiger Glukose oder Fettsäuren. Diese werden zu Triglyzeriden, während die schlank machenden Fettsäuren fehlen. Wie Kohlenhydrate und die meisten Vitamine setzen sich auch Fettsäuren aus nur drei verschiedenen Elementen zusammen: aus Kohlenstoff, Wasserstoff und Sauerstoff. Die Kohlenstoffatome in einer Fettsäure reihen sich dabei zu Ketten auf. Die Art und Weise, wie diese Kohlenstoffatome miteinander verbunden sind, entscheidet über die Qualität der Fettsäure.

Gesättigte Fettsäuren sind problematisch

Fettsäuren ähneln optisch einem kleinen Schleppboot, das eine Strickleiter hinter sich herzieht. Deren Sprossen stellen jeweils die Verbindung zwischen zwei Kohlenstoffatomen dar. Es gibt solche mit 10, 14, 16, 18, 20 und mehr Kohlenstoffatomen. Wissenschaftler nennen sie mittel- oder langkettige Fettsäuren. Wenn Fettsäuren beispielsweise in Muskelzellen zu Energie verbrannt werden, wird nacheinander immer eine Sprosse (mit jeweils zwei Kohlenstoffatomen) abgeknipst und verheizt. Ganz klar, dass lange Strickleitern auch mehr Energiebrennstoff mit in die Zelle bringen.

Bei gesättigten Fettsäuren sind die Kohlenstoffatome (also die Endpunkte jeder Sprosse) alle mit Wasserstoffatomen besetzt und daher eben gesättigt. Solche Fettsäuren sind typisch für tierische Fette. Sie sind im Stoffwechsel wenig reaktionsfreudig und eigentlich damit zufrieden, dass sie irgendwo in einem Speckbauch landen. Solche Fette sind bei Zimmertemperatur fest und meist weiß, wie z. B. das Fett im Schinken oder das Kokosfett.

Einfach und mehrfach ungesättigt

Bei den ungesättigten Fettsäuren sind nicht alle Kohlenstoffatome mit Wasserstoffatomen gesättigt. Sie versuchen deshalb, weitere Wasserstoffatome zu binden, und sind dementsprechend reaktionsfreudig. Wenn Wasserstoffatome fehlen, heften sich Kohlenstoffatome fester aneinander – durch eine so genannte Doppelbindung. Einfach ungesättigte Fettsäuren – wie z. B. im Olivenöl – haben eine solche Doppelbindung. Es gibt aber auch Fettsäuren – die mehrfach ungesättigten –, die mehrere Doppelbindungen haben. Fette, die reich an ungesättigten Fettsäuren sind, schmelzen bei Zimmertemperatur und sind normalerweise flüssig – z. B. alle Pflanzenöle.

Die drei essenziellen Fettsäuren

Ohne die ungesättigten Fettsäuren – auch als Omega-3- und Omega-6-Fettsäuren bezeichnet – gäbe es überhaupt kein Leben auf der Erde. Die essenziellen Fettsäuren und die Bauchspeckfettsäuren

> Wenn wir viel ungesättigte Fettsäuren auf dem Teller haben, steigen die Konzentrationen an gutem Cholesterin im Blut, das böses Cholesterin abbaut und somit die Cholesterinwerte absenkt.

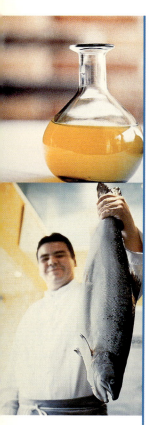

Hier sind die guten Fettsäuren: Pflanzenöle enthalten die wichtige Linolsäure, Kaltwasserfische sind reich an Omega-3- und Omega-6-Fettsäuren.

sind dabei nicht gut aufeinander zu sprechen. Essenzielle Fettsäuren helfen mit, Speck aus den Fettdepots zu lösen und zur Verbrennung in die Körperzellen zu schicken. Es gibt drei Arten.

Linolsäure

Linolsäure ist in pflanzlicher Kost, vor allem in Pflanzenölen, enthalten. Diese Fettsäure kommt hoch konzentriert in den Membranschutzhüllen unserer Gehirn- und Nervenzellen vor. Erste Warnzeichen eines Mangels an dieser Fettsäure sind nervöse Unruhe, Gereiztheit und depressive Verstimmungen, außerdem Hautabschuppungen, Haarausfall und schlechte Wundheilung.

Linolensäure

Sie ähnelt der Linolsäure. Linolensäure ist eine Omega-3-Fettsäure und besonders wichtig für Retina (Netzhaut des Auges) und Gehirn. Sie ist im Leinöl sowie in einigen tierischen Fetten enthalten.

Arachidonsäure

Arachidonsäure ist in tierischen Fetten enthalten, weil Tiere Pflanzen fressen, kann aber von unserem Stoffwechsel auch aus Linolsäure synthetisiert werden. Diese essenzielle Fettsäure ist häufig Verursacher von Entzündungen, weil aus ihr wiederum bestimmte entzündungsstimulierende Gewebshormone entstehen (Prostaglandine, Leukotriene).

Wie Fettsäuren schlank machen

▶ Jede Mahlzeit, die wenig tierische Fette und dafür viel Linolsäure (z. B. in Pflanzenölen) enthält, senkt die Konzentrationen an Cholesterin und dick machenden Triglyzeriden im Blut (als Nebeneffekt wirkt sie auch blutdrucksenkend).

FISCH
STATT FLEISCH

▸ Das Gleiche gilt für Mahlzeiten mit Meeres- bzw. Kaltwasserfisch, die reich an Omega-3-Fettsäuren sind. Bereits zwei Stunden nach dem Verzehr von Makrele, Hering, Heilbutt, Kabeljau, Rotbarsch, Seezunge oder Scholle sinken Fett- und Cholesterinwerte im Blut, die Freisetzung von Bauchfetttriglyzeriden wird angeregt.

▸ Wenn wir zu Kohlenhydraten (z. B. Kartoffeln, Reis) gleichzeitig Meeresfisch essen, reichern sich weit weniger dick machende Triglyzeride im Blut an.

▸ Die ungesättigten Omega-3-Fettsäuren (z. B. in Fisch und Pflanzenölen) greifen direkt in das Lebergeschehen ein; sie drosseln die Synthese von Cholesterin und Dickmachtriglyzeriden. Sie reduzieren auch im Darm sofort den Aufbau von ungesunden Fettmolekülen (Chylomikronen) und bereits hier den Anstieg von bösem Cholesterin, wie er normalerweise nach einem fetten Schweinebraten erfolgt, der mit viel Colagetränken oder Limonade oder vor allem auch mit Bier hinuntergespült wird.

▸ Wissenschaftler haben herausgefunden, dass die Fließeigenschaften des Bluts nach einer Mahlzeit mit gesundem Fett viel besser sind und dass das Risiko einer Herzerkrankung oder einer Arteriosklerose durch solche Mahlzeiten gesenkt wird.

Vorsicht vor versteckten Fetten

Die guten Fettsäuren sind in ölreichen Pflanzen wie Avocados, Bohnen, Sojaprodukten, Mais, Nüssen, Kernen oder Samen enthalten, ebenso in den Schalen von Früchten, wie z. B. Äpfeln, Pflaumen, Beeren oder Weintrauben; außerdem im Fleisch bzw. in den Fetten und Ölen von Kaltwasserfisch. Anders sieht es mit Schweine- und Rindfleisch aus. Selbst wenn dieses Fleisch scheinbar mager und fettarm ist, steckt trotzdem viel Fett drin. Und zwar vom Typ gesättigte Fettsäuren, die nur allzu gern als dick machende Triglyzeride in

> Der Anteil an Kalorien in verlockend knusprigen Pommes frites oder Kartoffelchips beträgt bis zu 70 Prozent. Dasselbe gilt für alles Frittierte, wie z. B. Hühnchen, Fischstäbchen oder Bratfisch. Sie haben mit den guten ungesättigten Fettsäuren nichts zu tun.

unserem Bauch- und Hüftspeck Unterschlupf suchen. Das Gleiche gilt für vermeintlich magere Wurst, die bis zu 50 Prozent aus Fett besteht, und erst recht für Genüsse wie Eiscreme, Kuchen, Süßigkeiten, Cremespeisen, Mayonnaisen, Dips, Dressings und Saucen.

Nicht hoch erhitzen

Nicht umsonst herrschen in der Natur keine 100 °C oder mehr wie in Fritteusen, Backöfen oder Kochtöpfen. Natürlich sind dagegen Temperaturen zwischen etwa minus 20 °C und plus 35 °C. Daran sind die Lieferanten ungesättigter Fettsäuren wie Pflanzen oder Fische angepasst. Ungesättigte Fettsäuren können demnach nur im Rahmen dieser Celsiusbereiche existieren.

Wenn wir Gemüse oder Fisch stark erhitzen, leiden die gesunden Fettsäuren darunter: Ihre molekulare Struktur ändert sich, der in ihnen enthaltene bedeutende Schutzfaktor Vitamin E wird zerstört. Dadurch werden diese Fette und Öle zum Eigenproduzenten von freien Radikalen, zerstörerischen Substanzen, die die empfindsamen Zellschutzzellen zerstören.

> Frittieröl sollte nie öfter als zwei- oder dreimal verwendet werden. Beim Erhitzen kann sich das physiologisch gesunde Verhältnis so genannter cis- zu trans-Fettsäuren ungünstig verändern (so z. B. auch bei der Herstellung von Margarine).

Schlanker werden mit ungesättigten Fettsäuren

▸ In der Küche grundsätzlich nur hochwertige Pflanzenöle verwenden.
▸ Nahrungsmittel bevorzugen, die reich an ungesättigten Fettsäuren sind wie Avocados, Hülsenfrüchte, Sojaprodukte und Mais.
▸ Fleisch oder Geflügel sollte man völlig ersetzen durch Kaltwasser- oder Meeresfisch wie Forelle, Makrele, Hering, Kabeljau, Heilbutt, Rotbarsch, Dorsch, Scholle, Lachs und Seezunge.
▸ Für den kleinen Hunger zwischendurch eignen sich Nüsse, Kastanien, Samen und Kerne. Aber Vorsicht: Nüsse enthalten pro 100 Gramm bis zu 600 Kilokalorien!

LICHT IST
LEBEN

Die Sonne greift den Bauchspeck an

Der gelb und rot glühende Stern ist 150 Millionen Kilometer von der Erde entfernt – und trotzdem bringt er es fertig, Triglyzeride aus unserem Depotspeck zu saugen. Wie schafft er das? Ganz einfach: Seit Bestehen der Erde hatte die Sonne maßgeblichen Anteil an der Entstehung des Lebens. Und sie greift noch immer in unseren Stoffwechsel ein, selbst wenn wir uns dessen gar nicht bewusst sind. Dies geschieht über die Sonnenstrahlen oder – genauer gesagt – über die Photonen, also die Lichtteilchen.

Rund acht Minuten dauert die Reise so eines Lichtteilchens durch das Weltall, bis es bei uns auf der Erde ankommt. Wenn wir es mit unserer Haut auffangen, kann es Adipozyten (Fettzellen) in einige Aufregung versetzen. Die werden dann aus der Behäbigkeit ihres Fetthortens aufgeschreckt, werden gezwungen, Fettmoleküle freizusetzen. Diese ganz neue Variante des Schlankwerdens, die »Abspeckkur Sonne«, haben Genforscher jetzt entdeckt.

Lichtstrahlen für die Zellkerne

In jedem unserer Zellkerne stecken rund 30 000 aktive Gene, die uns mental und körperlich von den Haarwurzeln bis zu den Fußnägeln steuern. Damit diese Gene nicht 24 Stunden am Tag rastlos tätig sind, hat sich die Natur etwas Besonderes ausgedacht: so genannte Transkriptionsfaktoren. Zu den wichtigsten zählen das Schilddrüsenhormon Thyroxin (siehe Seite 86ff.) und das Hormonvitamin D. Nur wenn diese Stoffe den Zellkern erreichen, können die Gene aus dem Zellkern heraus den Zellstoffwechsel ankurbeln.

Vitamin D ist der Vermittler der Sonnensignale. Es wird in cholesterinhaltigen Hautzellen synthetisiert und schlüpft über das Blut direkt in die Zellen und in die Zellkerne hinein. Diesen Sonderstatus

> Neben allen Warnungen vor Hautschäden durch zu intensive Sonnenbestrahlung gerät leicht die lebenswichtige Funktion des Sonnenlichts für den Organismus in Vergessenheit. Dabei bekommen außer ein paar Bräunefanatikern bei uns die meisten Menschen zu wenig Sonne.

Wir sehen oft den ganzen Tag lang nur künstliches Licht. Wenn wir doch einmal einen Spaziergang machen, mummen wir uns aus Angst vor Kälte so fest ein, dass vielleicht gerade noch unsere Nasenspitze fettschmelzende Photonen einfangen kann.

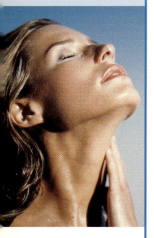

Licht und Luft: Maßvoll genossen regt ein Sonnenbad die Vitamin-D-Bildung in der Haut an.

haben nur ganz wenige Moleküle; fast alle anderen müssen an der Zellaußenhaut sozusagen erst um Einlass bitten. Im Zellkern stimuliert Vitamin D die Gene zu Vitalimpulsen. Die entfachen dann eine äußerst rege Zelltätigkeit. Die Energie dafür holt sich der Organismus zum beträchtlichen Teil aus den Bauchtriglyzeriden.

Das Tageslicht gibt Vitalimpulse

Die Sonnenstrahlen verheizen also tagsüber Fett – aus 150 Millionen Kilometer Entfernung. Tiere in freier Natur verdanken es u. a. auch der Sonne, dass sie ihr Leben lang schlank bleiben. Der Turbomotor genetischer Vitalimpulse läuft bei ihnen tagsüber auf Hochtouren – übrigens auch bei bedecktem Himmel. Denn die den UV-B-Strahlen entsprechenden Wellenlängen, die für die Produktion von Vitamin D wichtig sind (zwischen 290 und 315 Nanometer), dringen spielend selbst durch das dichte Fell eines Schafs oder eines Bären. Auch wir fangen diese schlank machenden Photonen selbst bei leichter Bekleidung auf.

Südländer bleiben leichter schlank

Rund 60 Prozent des Vitamin D wird in der Oberhaut produziert, der Rest in der darunter liegenden Hautschicht. Nach dem »Beschuss« durch Photonen dauert es immer noch ein bis zwei Tage, bis so ein neu entstandenes Vitamin-D-Molekül die Reise ins Blut und zu den Genen in den Zellkernen antreten kann. Je näher Menschen am Äquator leben, desto mehr sind sie der Sonne ausgesetzt. Als Schutz vor allzu vielen Photonen und einer gefährlichen Vergiftung durch zu viel Vitamin D bildet ihre Haut verstärkt Pigmente (braune Farbstoffe) aus. Natürlich leiden sie praktisch nie an Vitamin-D-Mangel – mit ein Grund dafür, weshalb diese Menschen seltener dick werden als Europäer.

Und was bei uns – im Gegensatz zu den Sonnenvölkern – erschwerend hinzukommt: Wir müssen auch noch gegen eine genetische Veranlagung zum Molligwerden ankämpfen. Die rührt daher, dass unsere Ururvorfahren schon weniger Sonne hatten als beispielsweise die Südländer und dass sie als Abwehr gegen Kälte, Frost und andere Unbill des Wetters deftiger gegessen haben. Gene, die die Erbanlagen speichern, verändern sich zwar in kurzen Zeiträumen nicht oder kaum. Aber über etliche hunderttausend Jahre hinweg passen sie den Körper an die Umweltverhältnisse an.

Auch das Alter spielt eine Rolle

Junge Menschen bleiben leichter schlank, ältere Menschen tun sich schwerer. Dafür gibt es eine Reihe von Gründen. Einer von ihnen: Die Oberhaut junger Menschen enthält pro Quadratzentimeter wesentlich mehr von dem Provitamin, aus dem letztlich Vitamin D entsteht. 20-Jährige können bis zu viermal mehr schlank machendes Vitamin D synthetisieren. Wenn sich junge Menschen in die Sonne legen, produzieren sie bis zu dreimal mehr Vitamin D als ältere Menschen. Vor allem am ersten oder zweiten Urlaubstag im sonnigen Süden laden junge Menschen ihre Zellkerne enorm mit dem vitalstimulierenden Vitamin D auf. Ab dem dritten Tag sinkt die Aufnahme generell ab, doch da tanken Jüngere immer noch fünfmal so viel Vitamin D aus der Sonne wie fortgeschrittenere Semester.

Je älter man wird und je mehr Übergewicht man hat, desto wichtiger ist es demnach, die Haut öfter dem Tageslicht auszusetzen. Viele Menschen nehmen in den sonnenlichtarmen Monaten zwischen Oktober und März zu. Im Sommer halten sie dagegen ihr Gewicht oder nehmen sogar ab. Deshalb sollten diese Menschen in den nasskalten Monaten besonders häufig an die Sonne oder ans helle Tageslicht gehen.

> Für Menschen ab 40 sind die besten Tageszeiten für ein Sonnenbad im Sommer der frühe Vormittag und der späte Nachmittag; die pralle Mittagssonne sollte man generell meiden. Die bringt den Schlankheitsgenen auch nicht mehr Vitamin D, schadet aber der Haut ganz erheblich.

> Bakterien, Stubenfliegen und andere kurzlebige Kleintiere tun sich leichter mit der Anpassung der Gene an veränderte Bedingungen, weil bei ihnen eine Generation manchmal nur einen Tag dauert.

Fischöl ist reich an Vitamin D

Sonnenstrahlen kann man übrigens auch essen – in Form von Vitamin-D-haltigen Fischölen in Kaltwasserfisch. Reich an Vitamin D ist Lebertran. Doch Vorsicht mit diesem Nahrungsergänzungsmittel: Die in ihm enthaltenen fettlöslichen Vitamine A und D können sich ungesund im Gewebe anreichern, wenn man zu viel davon nimmt.

Nicht ratsam – Sonnenstudio am Abend

Nachts müssen wir unsere Adipozyten (Fettzellen) dazu zwingen, Speicherfett abzugeben – u. a. auch zur nächtlichen Verjüngung unserer Körperzellen. Dies geschieht auf hormonellem Weg (siehe Seite 129ff.). Die nächtliche Fettschmelze läuft über völlig andere Mechanismen, ist aber ganz besonders wichtig. Ein bedeutendes

Schlanker werden mit mehr Sonnenstrahlen

▸ Man sollte sich jeden Tag möglichst lange der Sonne oder dem hellen Tageslicht aussetzen.

▸ Vom Frühjahr an bis in den Sommer hinein sollte dieses Sonnenbad für die Haut in die Vormittags- bzw. Nachmittagsstunden verlegt werden.

▸ An sehr heißen Tagen sollte man den Morgen bzw. den frühen Abend bevorzugen und auf ausreichenden Sonnenschutz der Haut achten.

▸ In den lichtarmen Herbst- und Wintermonaten sollte man mittags ins Freie gehen.

▸ Wichtig: Setzen Sie möglichst viel Haut den Sonnenstrahlen aus, und gehen Sie möglichst nur leicht bekleidet ins Freie.

▸ Sonnenstrahlen wirken durch eine Wolkendecke oft stärker als bei blauem, klarem Himmel. Der Grund: Die Photonen brechen sich an den feinen Wassertröpfchen der Wolken und laden sich auf.

MORGENSONNE IST VITALISIEREND

Postulat moderner Adipositas-(Fettleibigkeits-)Experten: Das Fettgewebe muss kontinuierlich, also sowohl tagsüber als auch nachts, seine Triglyzeride herausrücken, wenn wir Pfunde verlieren und nachhaltige Erfolgserlebnisse auf der Waage erreichen wollen.

Mit abnehmendem Tageslicht und insbesondere nachts weiten sich unsere Venen; bis zu einem Dreiviertelliter Blut versackt in ihnen. Die Folge: Der Blutdruck sinkt geringfügig – wichtige Voraussetzung für die Einschlaffähigkeit. Denn wenn der Blutdruck leicht absinkt, schlafen bereits so genannte sympathomimetische (erregende) Faktoren ein: Wir reagieren nicht mehr so wach und konzentriert, werden langsam müde. Es gelangt wenig Vitamin D in die Gene; diese werden nicht mehr aktiviert und drosseln den Zellstoffwechsel. Abends oder spätabends noch ins Sonnenstudio zu gehen ist daher physiologisch gesehen sehr ungesund.

Auch die Zirbeldrüse redet mit

Diese kleine Drüse schmiegt sich an die Gehirnbasis an. Wenn die Photonen (Lichtteilchen) der Sonne abends schwächer werden, reagiert die Netzhaut unserer Augen darauf und stimuliert die Zirbeldrüse zur zunehmenden Abgabe des Schlafhormons Melatonin. Zwischen 9 und 10 Uhr abends baut sich ein veränderter Mechanismus der Fettschmelze auf. Tagsüber kurbelt das wach machende Hormon ACTH der Hirnanhangsdrüse, zusammen mit Schilddrüsenhormonen und Vitamin D, den Fettabbau an. Wenn die Konzentrationen des Nachthormons Melatonin steigen, sinken die ACTH-Werte. Dieses Zirbeldrüsenhormon kann zum Verbündeten all derjenigen werden, die ihren Bauchspeck loswerden wollen. Ein gesunder Nachtschlaf ist die unerlässliche Voraussetzung dafür. Schweißtreibende Fitnessprogramme am Abend, späten Abend oder nachts bringen in puncto Abspecken rein gar nichts.

> Suchen Sie nach Möglichkeiten im Alltag, mehr hinaus ans Tageslicht zu kommen. Überlegen Sie, welche Besorgungen Sie auch zu Fuß erledigen könnten, verlegen Sie Arbeiten wie Bügeln oder Briefeschreiben bei schönem Wetter ins Freie, verbringen Sie wenigstens einen Teil Ihrer Mittagspause an der frischen Luft.

LIPOLYSE – WEG MIT DEM FETT

Zellforscher haben durch hochinteressante Studien Folgendes herausgefunden: Wenn wir frieren, muss unser Organismus mehr Wärme zur Abwehr eindringender Kälte erzeugen. Dafür wird viel Energie benötigt; den Treibstoff dafür liefert Fett, das dann umso stärker abgebaut wird.

Keine Bange vor Kälte – Frieren verbraucht Fett

Es gibt immer noch Menschen, die davon überzeugt sind, dass sie ihr Übergewicht abschwitzen können. Sie strampeln einmal am Tag so lange auf dem Ergometerfahrrad, bis ein T-Shirt durchgeschwitzt ist, oder sie gehen einmal in der Woche in die Sauna, »um Fett abzuschwitzen«, oder sie joggen abends durch den Stadtpark. Alles umsonst: Nicht durch Hitze nimmt man ab, sondern durch Kälte.

Feine Sensoren für die Temperatur

Pflanzen haben 100-mal mehr Hormone als Menschen. Sie reagieren in der ausklingenden Nacht bereits auf das noch spärliche Eintreffen von Photonen (Lichtteilchen). Für Menschen ist da noch alles schwarze und finstere Nacht. Aber auch unser Körper registriert viel sensibler, als wir dies bewusst wahrnehmen. Noch in der Dunkelheit schaltet er von den Schlafhormonen langsam auf die Produktion wach machender Tageshormone um. Der Körper reagiert auch auf hundertstel Grade Temperaturunterschied. Wenn sich die Celsiusgrade für uns unmerklich von wärmer zu kälter verringern, fangen Gene im Zellkern über Hormone bereits die Signale auf.

Klimazonen im Haus schaffen

In den kühlen und kalten Monaten sollte man daher Wohnung oder Haus nie gleichmäßig beheizen, sondern Klimazonen schaffen. Wenn wir dann aus dem warmen Wohnzimmer ins kühle Schlafzimmer gehen, wird die Lipolyse (Fettfreisetzung) stimuliert. Gut ist es auch, wenn man sich zum Spazierengehen nicht zu warm einmummelt, sondern leichter bekleidet und eher fröstelnd die ersten Schritte tut, um sich dann richtig schön warm zu laufen. Außerdem

NICHT ZU STARK EINHEIZEN

sollte man sich nachts nicht zu dick in Bettdecken einpacken und morgens Wechselduschen von warm bzw. heiß zu kalt nehmen. Ungemütliches Wetter, wie z. B. kalten Regen, Stürme, Frost und Nebelwetter, darf man nicht meiden, sondern muss offensiv in eine solche Witterung hineingehen.

Der träge Stoffwechsel kommt auf Touren

Kälte ist ein bedeutender Stimulator von Stresshormonen – und nur die können Fettzellen aufsperren. Wenn wir es immer schön warm haben, fehlen sie. Gerade bei Übergewichtigen schafft dies Probleme. Gemessen am Verhältnis zum Körpergewicht, ist die Stoffwechselrate Übergewichtiger im Vergleich zu der schlanker Menschen zu niedrig. Dies hängt damit zusammen, dass dicke Menschen im Verhältnis zum Gesamtgewicht weniger stoffwechselfreudige Zellmasse haben. Diese spezielle, verhältnismäßig niedrige Stoffwechselrate lädt Fettzellen geradezu ein, möglichst viele Triglyzeride zu hamstern. Kälte hat auf solche Menschen einen deutlich fettschmelzenden Einfluss.

Frier dich schlank

Man muss und darf natürlich nicht den ganzen Tag vor Kälte schlottern – dies würde auch gar nicht helfen. Aber: Wenn wir Menschen mit 37 °C Körpertemperatur uns 120 Minuten lang Temperaturen von 18 °C aussetzen (nicht zu warm angezogen), frisst die Kälte unmittelbar am Depotspeck: Die Stoffwechselleistung steigt, die Hautgefäße verengen sich. Was Übergewichtigen außerdem enorm helfen kann: Im Hypothalamus, einer etwa kirschgroßen Drüse im Zwischenhirn, steigen die Konzentrationen eines bestimmten Auslöserhormons dann bis auf das Doppelte an: TRH, Thyreotropine Releasing Hormone (zu Deutsch: Thyreotropinauslöserhormon).

> Mit zunehmendem Alter sinkt die Stoffwechselrate. Kinder und Heranwachsende haben eine extrem hohe Stoffwechselrate, weil der Zellaufbau beim Wachstum viel Energie erfordert. Sie halten sich auch mehr im Freien auf und sind öfter Kälte ausgesetzt.

LIPOLYSE – WEG MIT DEM FETT

Dies ist der brandaktuelle Schlankmacher für US-Manager. Wenn wir uns sehr kurz (etwa zehn Sekunden lang) unbekleidet einer Extremkälte aussetzen (z. B. in eiskaltes Wasser eintauchen), schießen fettschmelzende TRH-Werte um 40 Prozent nach oben. TRH wird dann sofort vom Zentralnervensystem beauftragt, die Energieproduktion anzuheizen, um den Kälteangriff auf den Körper abzuwehren. Bestimmte kälteempfindliche Neuronen beginnen zu arbeiten, während wärmeempfindliche Neuronen ihre Aktivität reduzieren. Zudem kurbelt TRH in der Hirnanhangsdrüse die Produktion von stoffwechselsteigernden Schilddrüsenhormonen an. Folge: Die Körperzellen verheizen Fett.

Auch die Kaltwasseranwendung nach einem Saunagang hat einen fettabbauenden Effekt. In Russland gilt als traditionelle Gesundheitsmaßnahme, sich sehr kurz in eiskaltes Wasser zu begeben. Dadurch wird dem Winterspeck der Garaus gemacht.

Äußerst wirksam – kurze Kälteschocks

An der School of Medicine der Universität von Kalifornien in Davis haben Zellforscher 34 übergewichtige weibliche und männliche Manager zwischen 42 und 54 Jahren getestet, um die Erkenntnisse über das Abnehmen durch Kälte praktisch umzusetzen.

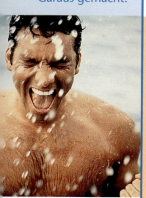

Eiskalt, aber effektiv: Wenn Sie schlottern, nehmen Sie ab.

Schlanker werden mit mehr Kälte

▶ Möglichst 2-mal am Tag (morgens und abends) eiskalt duschen. 30 Sekunden lang unter dem eisigen Strahl aushalten. Dann warm duschen und sich danach trockenrubbeln.

▶ Im Sommer frühmorgens ins Schwimmbad gehen, ins Wasser springen und 1 Minute lang sehr zügig schwimmen.

▶ Im Herbst und Winter in Badehose oder Bikini auf den Balkon oder in den Garten gehen; 2 Minuten lang schön schlottern.

▶ Wenn Schnee liegt, sollten Sie sich 30 Sekunden lang im weißen Element wälzen. Dabei wird auch die Haut bestens durchblutet, was zusätzlich frisch und auch noch schön macht.

ÜBERTREIBUNG SCHADET

▶ Die Versuchspersonen wurden viermal am Tag (insgesamt über einen Zeitraum von 18 Tagen) recht brutal jeweils 30 Sekunden lang nackt in Kältekammern gesteckt, in denen gerade mal 4 °C herrschten. Danach durften sie unter die heiße Dusche gehen und sich nachher trockenrubbeln.

▶ Die Ernährung war reichlich (durchschnittlich 2600 Kilokalorien täglich) und kerngesund (viel Obst, Rohkost und Gemüse).

▶ Am Ende des Versuchs, also nach 18 Tagen, hatten die Probanden durchschnittlich jeweils 1,1 Kilogramm reines Bauchfett verloren.

Immer nur frieren hilft nichts

Entscheidend für die Fettverbrennung ist es, sich möglichst kurz möglichst niedrigen Temperaturen auszusetzen. Ideal ist es deswegen, im Winter in ein beheiztes Freibad zu gehen, kräftig zu schwimmen und sich anschließend 15 Sekunden lang im Schnee zu wälzen. Danach geht es gleich wieder zurück ins wohlig warme Wasser.

Wenn wir dagegen über längere Zeitspannen hinweg frieren (z. B. zu leicht bekleidet bei einem stundenlangen Winterspaziergang), hat der Organismus Angst, dass wir völlig auskühlen und am Ende vor Kälte sogar sterben könnten. Deshalb produziert er ein bestimmtes Hormon: Bombesin (es besteht aus 14 Eiweißbausteinen). Dieses Hormon wirkt ebenfalls im Hypothalamus unseres Gehirns und sorgt dafür, dass unsere Körpertemperatur leicht absinkt. Unsere Zellen erzeugen in der Folge weniger Hitze. Bombesin senkt zudem auch die Schilddrüsenwerte; außerdem wird – als zusätzliche Schutzmaßnahme – der Sauerstofftransfer in den Zellen gedrosselt. Aus diesem Grund können die Körperzellen ebenfalls weniger Hitze produzieren. Mit anderen Worten: Die Triglyzeride bleiben an ihrem Platz.

> Kurze Kälte ist gut. Doch anhaltende Kälte senkt den Zellstoffwechsel deutlich. Darüber freuen sich die überflüssigen Triglyzeride im Bereich von Bauch, Hüften, Po und Oberschenkeln, denn sie werden nicht zu Körperenergie verheizt.

Die besten Schlankmacher sind die Stresshormone

Unser Organismus ist unglaublich kompliziert. Doch in den entscheidenden Dingen funktioniert die Natur nach verblüffend einfachen Regeln. Einer dieser Mechanismen ist die Lipolyse (Fettfreisetzung). Unser Körper muss ja Fett nur dann zu Energie verheizen, wenn er Energie braucht. Im Ruhezustand ist dies nicht der Fall. Aber immer dann, wenn wir unter Stress stehen, müssen sich Fettzellen – ob sie es wollen oder nicht – öffnen, um ihren Inhalt abzugeben. Deshalb hat die Natur bestimmte Substanzen entwickelt, die unter Stress die Fettzellen erreichen und die Fettschmelze stimulieren. Diese Substanzen bezeichnen Wissenschaftler als Stresshormone. Nur sie sind im Besitz jener kostbaren winzigen Schlüsselchen, mit denen man Adipozyten (Fettzellen) aufsperren und Triglyzeride freisetzen kann.

Weckhormone zum Tagesbeginn

Wenn wir um 4 Uhr morgens noch träumen, ist unsere Hirnanhangsdrüse schon fleißig und produziert ein sehr wirksames Weckhormon, das Proopiomelanokortin. Dieses Hormon spaltet sich in mehrere andere Hormone: ACTH, das unseren Organismus langsam aufweckt, und Beta-Endorphin, das uns morgens euphorisiert. Wir sollen beim Erwachen nämlich aufgeweckt sein und den Tag in tatendurstiger Stimmung beginnen. Damit wir noch besser gerüstet sind, um dem Tagesstress zu begegnen, eilt das ACTH zu den Nebennieren und weckt ein weiteres Stresshormon: Kortisol.

Mit den ersten »Amtshandlungen« des Tages (Duschen, Anziehen, Frühstückmachen etc.) werden dann weitere Stresshormone synthetisiert: Noradrenalin und Adrenalin. Damit sind wir topfit und

---

Stresshormone sind Tag und Nacht im Auftrag des Stoffwechsels unterwegs. In einer Schrecksekunde oder bei erheblicher mentaler oder körperlicher Leistung schießen sie wie ein Elektronengewitter durch die milliardenfach verästelten Nervenbahnen. Wenn es ruhiger zugeht – z. B. nachts –, gehen sie die Fettschmelze gemächlicher an.

brauchen bereits ordentlich Zellenergie – dafür werden Glukose und Fett als Brennstoffe bereitgestellt. Jetzt schießt die Bauchspeicheldrüse ihr Hormon Glukagon ins Blut. Das befreit die schnelllösliche Glukose aus den Leberdepots. Jetzt sind wir endgültig hellwach – und die Fettschmelze kann beginnen.

Wachstumshormon für die Nacht

Wenn der Tag schließlich ausklingt, wir müde ins Bett gehen und einschlafen, stoppt die Hirnanhangsdrüse die Produktion von Tageshormonen und stellt auf »Nacht« um. Etwa 70 Minuten nach dem Einschlafen pulst sie ihr Wachstumshormon ins Blut, den bedeutendsten nächtlichen Schlankmacher der Natur. Er hat den Auftrag, in den dunklen Stunden Fettzellen zu öffnen, Triglyzeride freizusetzen und alle Körperzellen damit zu füttern.

Positiver Stress verbrennt Fett

Wenn Stress positiv ist, also mit einem rauschähnlichen Zustand der Euphorie einhergeht, stürzen sich gleich mehrere Armeen von Stresshormonen auf das Depotfett, um es freizusetzen.

Die Bauchspeicheldrüse schickt je eine Division Glukagonhormone an die Front. Eine davon öffnet in der Leber so genannte Glykogenspeicher und setzt den Energiebrennstoff Glukose frei. Die zweite eilt zu den Fettzellen, um Triglyzeride zu befreien.

Das Schilddrüsenhormon Thyroxin, das sowohl Fett in den Speck einbauen als auch daraus freisetzen kann, entscheidet sich jetzt für die letztere, gesündere Lösung. Das Hormon kann Unmengen molekülkleiner Fettarbeiter praktisch aus dem Nichts rekrutieren. Die schaufeln dann Triglyzeride aus den Fettzellen zum Abtransport ins Blut. Schilddrüsenhormone erhöhen bei Stress gleichzeitig die Sensibilität der Fettgewebe für alle anderen lipolytischen Substanzen.

> Stress ist inzwischen ein ganz und gar negativer Begriff, bei dem man an Überlastung und Nervenkrisen denkt. Man vergisst leicht, dass es durchaus positive Formen von Stress gibt, die einen wichtigen Antriebsmotor für uns darstellen.

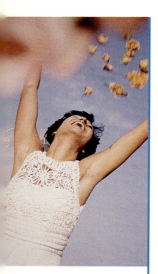

Stress kann durchaus positiv sein. Mit am schönsten: Hochzeitsstress.

Positiver Stress mit Noradrenalin

So genannte Katecholamine erzeugen eigentlich erst den positiven Effekt von Stress. Es sind die Nervenreizstoffe Noradrenalin, Dopamin (beide werden vorwiegend im Nervengewebe synthetisiert) und Adrenalin (aus dem Nebennierenmark).

Menschen, für die Stress eine Qual ist, erzeugen nur Adrenalin, andere hingegen, die sich erst im Trubel und in der Hektik richtig wohl fühlen, sind Noradrenalintypen. Dieser Neurotransmitter bringt zusätzlich die euphorisierende Note mit ins Spiel. Solche Happymacher unterdrücken vor allem die Insulinfreisetzung aus der Bauchspeicheldrüse. Dieses Hormon ist der beste Verbündete aller Fettzellen und einer der großen Tyrannen für alle Menschen, die von ihrem Übergewicht nicht herunterkommen können.

Das Wachhormon ACTH (aus der Hirnanhangsdrüse) und das von ihm aktivierte Hormon der Nebennierenrinde (Kortisol) setzen den Fettzellen bei Stress ebenfalls zu. Sie helfen den Katecholaminen tagsüber beim Fettabbau, und nachts unterstützen sie den gewaltigen Fettfresser Wachstumshormon.

Unser Körper tut also wirklich alles, um sein Depotfett zur Energiegewinnung freizusetzen. Noch mehr Hormone hätten in den Fettzellen gar nicht Platz, um beim Triglyzerideschaufeln mitzuhelfen.

Unerlässlich – genügend Aminosäuren

Es ist nun alles vorbereitet zum Schlankwerden:
- Das genetische Programm
- Die zahlreichen Stresshormone
- Die Fähigkeit, Fettmoleküle in die Verbrennungskammern der Zellen (Mitochondrien) einzuschleusen
- Die Mechanismen, die nötig sind, um in diesen Mitochondrien Bauchfett zu verbrennen

STRESSHORMONE WOLLEN EIWEISS

Doch ein Problem haben die Stresshormone: Sie bestehen – von Kortisol abgesehen – allesamt aus purem Eiweiß und können demnach nur gebildet werden, wenn auch ausreichend Aminosäuren (Eiweißbausteine) in Nerven und Drüsen zur Verfügung stehen. An ihnen fehlt es allerdings häufig, bzw. sie werden schlecht verwertet. Auch der Ausgangsstoff für Kortisol – ACTH – ist nichts anderes als eine Kette aus Aminosäuren. Wo immer im Körper Fett freigesetzt werden soll, wird Eiweiß benötigt. Auch die so genannten hormonsensitiven Lipasen (Enzyme für den Fettabbau) sind Eiweißstoffe.

Probleme bei der nächtlichen Fettschmelze

Stresshormone sorgen tagsüber dafür, dass Fettzellen abgebaut werden. Nachts jedoch, etwa 70 Minuten nach dem Einschlafen, pumpt die Hirnanhangsdrüse ein Wachstumshormon ins Blut; die entsprechenden Werte steigen schnell um das 40fache an. Billionen solcher Moleküle strömen jetzt über rund 100 000 Kilometer Blutbahnen ins Fettgewebe; dazu brauchen sie jeweils nur acht Sekunden. Die Hormone sperren die Adipozyten (Fettzellen) auf und setzen Triglyzeride in großen Mengen frei. Diese werden zu den Zellen verfrachtet und zu Körperenergie verheizt.

Das Dilemma ist jedoch Folgendes: Das Molekül des Wachstumshormons besteht aus 189 Aminosäuren, ist also enorm groß (und deshalb auch so leistungsfähig). Unsere Hirnanhangsdrüse braucht daher für seine Produktion Riesenmengen an Eiweißbausteinen. Außerdem erfordert die Herstellung extrem viel Vitamin C. Deshalb hat die Hirnanhangsdrüse von allen Körperteilen auch die höchste Vitamin-C-Konzentration. Dicken und Übergewichtigen fehlen jedoch oft sowohl Eiweiß als auch Vitamin C. Hinzu kommt noch das Alter: Menschen ab 40 Jahren produzieren meist auch immer weniger Wachstumshormon.

> Menschen werden oft deshalb dick, weil sie die Massen an Eiweiß auf ihrem Teller nicht richtig verwerten. Und sie bleiben es auch aus demselben Grund.

> Richtig schön schlank wird man also nachts, denn die Fettfreisetzung durch Tagesstresshormone wird meist durch entsprechende Nahrungsaufnahme kompensiert. Ohne Wachstumshormon aus der Hirnanhangsdrüse aber gibt es keine Chance, Gewicht zu verlieren.

Würde man die kirschkerngroße Hirnanhangsdrüse eines gesunden, schlanken Menschen analysieren, enthielte sie fast nur Wasser und Wachstumshormon, obwohl die Drüse noch sieben weitere Hormone synthetisiert – Beweis dafür, wie wichtig gerade dieser Schlank- und Jungmacher ist. Traurig sind oft die Pathologiebefunde von Hirnanhangsdrüsen verstorbener dicker Menschen: Die Wachstumshormonmoleküle muss man quasi mit der Lupe suchen.

Schlankheitstipp aus Kalifornien

In den USA herrscht der Schlankheitswahn wohl noch stärker als in Europa. Kein Wunder also, dass sich gerade dort – an der University of Southern California in San Diego – Biochemiker mit Neugierde dem Schlankmacher Wachstumshormon widmeten. Als Nebenprodukt einer wissenschaftlichen Studie entwickelten sie den folgenden Schlankheitstrick.

▶ Man soll abends, unmittelbar vor dem Zubettgehen, ein Häppchen Eiweiß pur essen: ca. 30 Gramm kalten Braten, Roastbeef, mageren Schinken, Hähnchenfleisch (natürlich ohne die dick machende Haut) oder – für Vegetarier – Tofu.

▶ Dazu trinkt man den frisch gepressten Saft einer Zitrone. Noch besser ist es, eine Zitrone zu vierteln und das Fruchtfleisch aus der Schale herauszuessen. Die im Fruchtfleisch enthaltenen Bioflavonoide erhöhen die Wirksamkeit des Vitamin C bis zum 20fachen.

▶ Ansonsten darf man abends nichts mehr essen. Mit Hilfe des Säurelockers Zitronensäure wird das Eiweiß perfekt zu Aminosäuren abgebaut und strömt nachts über das Blut der Hirnanhangsdrüse zu. Jetzt kann sie genügend Wachstumshormon produzieren. Das erste erfreuliche Anzeichen, wie prima dieser abendliche Snack wirkt: Man wacht morgens mit besserer Laune auf; auch der häufig übliche »Müdigkeitsdurchhänger« am späten Vormittag stellt sich nicht ein. Und man hat morgens womöglich schon 300 Gramm weniger auf der Waage. Der Grund: Durch erhöhten Zellstoffwechsel und Transpirieren ist ein Wasserverlust eingetreten – und auch Depotfett wurde verheizt.

Eine Kostbarkeit – Prolaktin

Faszinierend: Das Wachstumshormon und das die Milchdrüse von Säugetieren stimulierende Hormon Prolaktin entwickelten sich vor Urzeiten aus einem gemeinsamen Hormon, kontrolliert durch ein gemeinsames Gen. Vor rund 400 Millionen Jahren trennten sich die beiden Hormone, als allmählich Säugetiere entstanden.

Prolaktin ist in der Hirnanhangsdrüse nur in winzigsten Konzentrationen enthalten; man braucht die Hirnanhangsdrüsen von rund 2000 verstorbenen Menschen, um so viel Prolaktin zu gewinnen, dass man damit – zu Forschungszwecken – Handel treiben kann. In Quantitäten von etwa einem 50 000stel Gramm wird es an Forschungsinstitute verkauft.

> Prolaktin, das nur von sehr wenigen Herstellern angeboten wird, ist die mit Abstand teuerste Substanz der Welt. Ein millionstel Gramm kostet etwa 76 €; hochgerechnet bedeutet dies einen – jedoch nur hypothetischen – Grammpreis von 76 Millionen €.

Insulin – ein echter Dickmacher

Insulin wird in der Bauchspeicheldrüse synthetisiert und ausgeschüttet – immer dann, wenn wir Kohlenhydrate essen. Je schnelllöslicher diese Kohlenhydrate sind (z. B. in hellem oder Mischbrot, Pizza, Teigwaren, poliertem Reis, Zucker, Süßem, süßen Getränken), desto mehr Insulin gibt die Bauchspeicheldrüse an das Blut ab. Insulin schleust nämlich Glukose (die kleinste Einheit der Kohlenhydrate) in Zellen ein. Es sperrt allerdings auch sofort die Fettzellen zu und macht die Freisetzung von Triglyzeriden unmöglich.

Wenn jemand beispielsweise zum Frühstück ein Brot mit Butter und Marmelade isst oder ein Käsebrötchen mit gesüßtem Kaffee hinunterspült und anschließend noch mal eine Runde joggt, um

Schlanker werden mit Stresshormonen

▶ Die Nahrung soll morgens sehr eiweißreich sein (Schafs-, Ziegen-, Magerkäse, mageres kaltes Fleisch, Forellenfilet, Krabben mit Diätmayonnaise, Thunfisch zu Vollkorntoast, Tofu, ab und zu ein Ei, eine halbe Avocado).
▶ Auch mittags und abends auf helle Teigwaren oder Mehlprodukte, Fertigknödel, polierten Reis verzichten. Vor allem sollte man solche Nahrungsmittel niemals mit Fett oder Fett und Süßem zusammen verzehren.
▶ Auf süße Getränke verzichtet man am besten ganz.
▶ Viel Obst, Salat, Rohkost und Gemüse essen (sie sind reich an komplexen Kohlenhydraten). Früchte sollten nicht zu stark zuckerhaltig sein (also z. B. keine Weintrauben).
▶ Vor den Hauptmahlzeiten jeweils 1 Esslöffel Apfelessig mit 1 Glas Wasser oder Apfelsaft vermischt trinken – das sorgt für mehr eiweißverwertende Magensäure. Das Gleiche bewirkt auch Sojalezithin (aus dem Reformhaus).

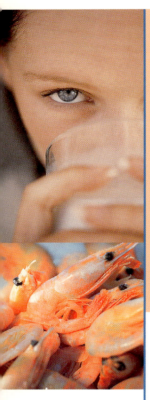

Morgens bitte eiweißreich: etwa mit einem Glas Sojamilch und/oder kleinen Schaltieren.

abzuspecken, tut er dies völlig umsonst. Das ansonsten lebensnotwendige Insulin ist für Übergewichtige tückisch. Zehn Minuten nach dem Verzehr eines Tellers Spaghetti mit einem Colagetränk befindet sich im arteriellen Blut noch kein Molekül der konsumierten Glukose, aber über hormonelle Fernsignale und die Mitarbeit des Parasympathikus (eines Teils des vegetativen Nervensystems) schließen sich Fettzellen und sind nur noch aufnahmebereit für Triglyzeride. So verdanken rund 70 Prozent aller dicken Menschen ihr Übergewicht dem Frühstücksbrot.

Glukose ist ein Teil dieser Triglyzeride und wird demnach für den Aufbau von Fettmolekülen benötigt. Gefährlich wird es, wenn schnelllösliche Kohlenhydrate zusammen mit Fett verzehrt werden (z. B. Kässpätzle, Butterbrot, Pizza, Hamburger, Kuchen, Torten).

Zum Frühstück komplexe Kohlenhydrate

Bei der Kombination Fett und schnelllösliche Kohlenhydrate werden den Speckdepots zehnmal mehr Rohstoffe für den Fetteinbau angeboten, als wenn man solche Kohlenhydrate ohne Fett essen würde (z. B. Spaghetti mit Tomatensauce, Brot mit Magerkäse).
Entscheidend ist dabei ein bestimmter Wärmeeffekt im Stoffwechsel des Fettgewebes. Das wichtigste Gebot für Übergewichtige lautet deshalb: Zum Frühstück gibt es ausschließlich Lebensmittel mit komplexen Kohlenhydraten (z. B. Vollkornbrot, Vollkornknäcke). Die darin enthaltene Glukose wird erst im Darm in einem Stunden dauernden Prozess abgebaut und dem Blut zugeführt. Dadurch bleiben die Glukosewerte auf einem normalen und gesunden Niveau – es schießt weniger Insulin ins Blut; die Bauchspeicheldrüse wird enorm entlastet.

Bewegung heizt den Fettpolstern ein

Unsere genetische Veranlagung und unser Gesamtstoffwechsel sind darauf ausgelegt, dass wir uns in einem bestimmten Umfang bewegen. Die Natur hat uns aber nicht in einer Weise konstruiert, dass wir uns von morgens bis abends mit erheblichem Muskeleinsatz bewegen. Die goldenen Regeln lauten daher:
▶ Sich nicht zu viel und nicht zu wenig bewegen
▶ Kein Übergewicht auf die Waage bringen, aber auch kein Untergewicht – das auf Dauer ebenfalls krank macht
Das persönliche Idealgewicht jedes Einzelnen bewegt sich in einem Toleranzbereich von ungefähr 400 Gramm plus oder minus. Alle Anleitungen oder Tabellen zum Errechnen des jeweiligen individuellen Traumgewichts sind nicht nur sinnlos, sondern leiten fast immer in die Irre. Denn jeder Mensch ist anders, keiner lässt sich in

> Über sportliche Fitness wird viel geredet – tatsächlich steht in Deutschland aber immer noch eine Minderheit von sehr aktiven Freizeitsportlern einer gewaltigen Mehrheit von absoluten Bewegungsmuffeln gegenüber. Ein gesundes Mittelmaß an körperlicher Betätigung scheint schwer zu fallen.

LIPOLYSE – WEG MIT DEM FETT

Bewegung – ohne sie sind alle Bemühungen, schlanker zu werden, umsonst. Sinnvoll ist eine Ausdauersportart wie Jogging oder Walking.

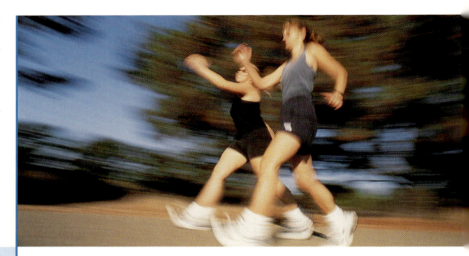

Das Idealgewicht (Broca-Formel) ist nicht mehr Richtwert. Zur Beurteilung wird meist der Bodymass-Index (BMI) herangezogen. Er errechnet sich aus Körpergewicht in Kilogramm geteilt durch das Quadrat der Körpergröße in Metern. Als Normwert gilt bei Frauen ein BMI zwischen 18 und 24, bei Männern zwischen 20 und 25.

Bemessungsnormen zwängen. Wo immer das Idealgewicht vorgerechnet wird, ist es bestenfalls durch einen Zufall das richtige. Machen Sie sich also frei vom Diktat der Gewichtsnormen.

Trägheit blockiert den Fettabbau

Bewegung ist grundsätzlich Voraussetzung für das Schlankwerden. Ein Mangel an Bewegung hemmt und blockiert alle Abspeckbemühungen. Wir halten uns völlig umsonst an die in diesem Buch empfohlenen lipolytischen Substanzen und Faktoren, wenn wir uns nicht entsprechend bewegen.

Wenn jemand Übergewicht hat, wird zuallererst mal alles auf mangelnde Bewegung geschoben. Als Zweites heißt es: »Er isst zu fett.« Als dritte Begründung: »Schuld ist das Bier.« Aber keines von allen dreien macht für sich allein dick. Es ist möglich, dass ein Mensch sich kaum bewegt, immer gern fett isst und Bier trinkt – und er bleibt trotzdem schlank. Es ist sogar möglich, dass er trotz dieser drei Laster von seinem Übergewicht wegkommt. Vorausgesetzt, er mobilisiert möglichst viele lipolytische Substanzen und Faktoren. Dennoch: Ein Mangel an Bewegung torpediert alle Bemühungen, sein Gewicht zu verringern.

Warum zu viel Sport schaden kann

Auch ein Zuviel an Bewegung kann die fettfreisetzenden Mechanismen im Körper stören. Wenn untrainierte Übergewichtige plötzlich jeden Tag 100 Meter unter 25 Sekunden laufen oder mit Inlineskates größere Distanzen zurücklegen, steht die Sauerstoffaufnahme ihrer Lunge in keinem Verhältnis beispielsweise zum Immunverhalten. Sauerstoff produziert dann gefährliche freie Radikale, die die Zellen schädigen. Das Verhältnis Sauerstoff zu Eisen stimmt nicht, der Körper verheizt vorwiegend Glukose und Eiweiß, das Bindegewebe macht schlapp, die Flüssigkeitsaufnahme nach dem Sport ist zu hoch, wodurch das Blutvolumen jedesmal erhöht wird, und der Blutdruck steigt.

Nervenbrennstoff wird verbraucht

An allen Ecken und Enden schrillen im Körper die Alarmglocken. Der Organismus ist fast ausschließlich damit beschäftigt, seine Lebensfunktionen aufrechtzuerhalten. Dafür wird sehr viel Sofortenergie benötigt – und die liefert vorwiegend die schnell entflammbare Glukose. Doch die Reserven an diesem typischen Gehirn- und Nervenbrennstoff sind dann rasch verbraucht – oft schon, nachdem man dreimal um den Häuserblock herumgejoggt ist.

Auch Denksport hilft

Sogar das bewegungsarme Schachspiel kann beim Abnehmen helfen. Dieses Brettspiel kann sich über Stunden hinziehen. Dabei werden massenweise so genannte ACh-Moleküle synthetisiert, die den

> Zellforscher geben den folgenden Tipp: Wenn man merkt, dass man nach dem Sport nervös ist und zu Gereiztheit neigt, hat man zu viel Glukose und zu wenig Fett verheizt. Die Werte an Fett- und Glukoseverbrennung nähern sich erst dann an, wenn man den Organismus regelmäßig durch gemäßigten Sport belastet.

Nährstofftransfer über Magen und Darm ins Blut und zu den Zellen aktivieren. Die Stringent Factors (siehe Seite 138) melden dann den Genen im Zellkern: »Es sind reichlich Nährstoffe vorhanden. Ihr könnt den Zellstoffwechsel auf 100 Prozent hochfahren und für den entsprechenden Energiebedarf Fettmoleküle aus dem Bauchspeck anfordern!«

> Ideal ist es, wenn man an Sporttagen Vitamin-B6-reiche Nüsse, Samen und Kerne als Snack gegen den kleinen Hunger zwischendurch zu sich nimmt. Das Sporttreiben setzt dann mehr Triglyzeride frei.

Erfolge werden nur langsam sichtbar

Obwohl unser Fettgewebe Triglyzeride bis zu 4000-mal schneller freisetzt, als es diese Fettmoleküle einbaut, lässt sich die Fettfreisetzung nicht von heute auf morgen beschleunigen. Ehrgeiz ist demnach fehl am Platz. Das Fettgewebe rückt niemals acht Kilogramm Triglyzeride in sechs Wochen heraus. Selbst dann nicht, wenn der Übergewichtige morgens und abends über den Bodensee und zurück rudern würde.

Im Sport positioniert sich die Fettverheizung nach und nach, beispielsweise bei den berühmten Langstreckenläufern und Weltrekordlern der Massaihochebene. Der durchschnittliche mitteleuropäische Übergewichtige muss sich nach den Unzulänglichkeiten seines eigenen Stoffwechsels richten. Er muss sich bezüglich Bewegung mit den Genen anfreunden, die sein Körpergewicht lenken, also steigern und senken.

Viele Diäten wurden zum alten Hut

Die Genforschung hat – was das Schlankwerden betrifft – seit Mitte der 1990er Jahre völlig neue Maßstäbe gesetzt und teilweise verblüffende Einsichten in unseren Zellstoffwechsel ermöglicht. Viel von dem, was Diätapostel und Schlankheitsprofessoren öffentlich verkünden, ist inzwischen erschreckend antiquiert. Das kann auch gar nicht anders sein, denn die medizinische Forschung hat in den

AUCH SPORT
BRAUCHT GEDULD

Die besten Sportarten zum Abnehmen

▸ **Schwimmen** Anfangs empfiehlt es sich, 1-mal pro Woche 20 50-Meter-Bahnen oder 40 25-Meter-Bahnen im Schwimmbad zu absolvieren oder die entsprechende Strecke in einem See zu schwimmen. Nach Möglichkeit sollte man allmählich umsteigen von Brustschwimmen auf Kraulen.

▸ **Walking** 1-mal pro Woche 30 Minuten lang stramm gehen genügt. Ideal ist es, wenn man dabei kleine Fußhanteln (im Sportfachgeschäft erhältlich) umgeschnallt hat oder kleine Handhanteln (von jeweils einem Kilogramm) mitschwingt.

▸ **Jogging** Beginnen sollte man mit 10-Minuten-Läufen, nach 3 Wochen kann man sie dann auf etwa 20 Minuten und nach 6 Wochen auf ca. 30 Minuten ausdehnen.

▸ **Bodystyling** Toben Sie sich 1-mal pro Woche im Fitnessstudio an den »Foltermaschinen« aus. Eventuell können Sie sich auch eine 5-Kilogramm-Hantel mit zusätzlich montierbaren Extragewichten kaufen. Vorsicht: Machen Sie dabei keine zu schnellen Reiß- und Stemmbewegungen.

▸ **Radfahren** Die ideale Fortbewegungsart! Besonders empfehlenswert ist Radeln im flachen Gelände, wenn man z. B. 1-mal pro Woche einen Ausflug über 25 bis 40 Kilometer unternimmt.

▸ **Bergwandern** Gewalttouren bringen nichts! Stellen Sie nicht gleich Weltrekorde auf. Besser ist es, wenn man gemächlich beginnt und z. B. 1-mal im Monat oder alle 2 Wochen Höhenunterschiede zwischen 800 und 1000 Metern bewältigt.

▸ **Basketball** Ein toller Sport für die Fettfreisetzung! Alle Muskeln im Körper machen mit. Außerdem macht Mannschaftssport besonders viel Spaß.

▸ **Tennis** Huldigen Sie 1-mal pro Woche dem weißen Sport, oder gönnen Sie sich 1 Trainerstunde. Dabei geht zwar noch kein Fettmolekül aus dem Bauch, aber der Zellstoffwechsel steigt – die Fettschmelze besorgt dann nachts das Wachstumshormon.

▸ **Skilanglauf** Etwas Besseres gibt es gegen den Speck nicht: Die Lunge tankt sich mit Sauerstoff voll, die Muskeln verheizen erst Glukose, nach den ersten 40 Minuten dann bereits Fett.

Übertreiben Sie nicht! Wichtiger, als Rekorde zu brechen, ist es, regelmäßig eine Sportart auszuüben. Setzen Sie sich kleinere Ziele, und arbeiten Sie darauf hin. Haben Sie Geduld mit sich, und achten Sie auf die Signale Ihres Körpers. Ebenfalls wichtig für Anfänger: Vor jeder sportlichen Betätigung bitte aufwärmen, also ein paar Dehn- und Stretchübungen machen.

letzten Jahren atemberaubend an Innovationstempo gewonnen. Die ultramoderne Hightechindustrie wird von der Zellforschung in dem Maß eingesetzt, in dem Computerelektronik von Jahr zu Jahr durch immer leistungsfähigere Elemente ersetzt wird. Gen- und Schlankheitsforscher nutzen heute Analysegeräte, von denen man vor wenigen Jahren nur träumen konnte.

Naturgeheimnisse werden enträtselt

Die moderne Gen- und Zellforschung ist in Kalifornien zu Hause, wo im Dunstkreis von Nobelpreisträgern und der Weltelite der Stoffwechselforschung unter unfassbarem finanziellen Einsatz (man spricht von 130 Milliarden Dollar Forschungsgeldern im Jahr) praktisch Woche für Woche Neues über unsere Fettmechanismen zutage kommt. Das Schöne daran: Wissenschaftler tun nichts anderes, als die Geheimnisse der Natur zu enträtseln.

Was für viele unserer Schlankheitspäpste eher ärgerlich ist: Die wissenschaftliche Terminologie der Gen- und Zellforschung wird zusehends komplizierter und liest sich für den Uneingeweihten wie Chinesisch. Wer sie jedoch versteht, fühlt sich in ein Neuland der Erkenntnisse versetzt, das fasziniert. Nichts ist spannender, als den Prozess mitzuerleben, in dem die Natur nach und nach ihre Rätsel preisgibt.

Stringent Factors geben das Kommando

In jeder unserer Körperzellen stecken so genannte Stringent Factors (zu Deutsch etwa: Erzwingungsfaktoren). Diese Moleküle melden den Schlankheitsgenen, wie viele Nährstoffe gerade im Inneren der Zelle fehlen. Sie sagen z. B.: »Zurzeit zu wenig Vitamin B6 da, außerdem fehlen die Eiweißbausteine Methionin und Leuzin.« Daraufhin drosseln die Gene – die Manager aller Zellen – den Stoffwechsel bis

> Sport allein macht nicht schlank, aber in Verbindung mit den anderen Fettfressern hilft Bewegung sehr wirkungsvoll mit, überflüssige Pfunde zu verlieren und sich vitaler zu fühlen.

zu dem Niveau, in dem die gerade vorhandenen Biostoffe vorrätig sind. Der Zellstoffwechsel wird also gesenkt, vielleicht von 100 auf 82 Prozent. Wer just zu diesem Zeitpunkt mit sportlichem Elan die 28 Stufen in den ersten Stock im Schnelltempo erklimmt, erreicht nichts. Im Gegenteil: Noch mehr Eiweißbausteine und andere Vitalstoffe werden verbraucht. Der Kandidat keucht oben angekommen – und der Zellstoffwechsel sinkt weiter, wiederum auf Veranlassung der Stringent Factors und der Gene.

Diese Faktoren in der Zelle und im Zellkern gehen dabei ganz pragmatisch vor, nach dem ihnen zugewiesenen Auftrag der Natur. Nicht anders verhält es sich, wenn eine übergewichtige Frau oder ein zu dicker Mann Anstrengungen unternimmt, vorwiegend durch den Einsatz von ungewohnter und übermäßiger Bewegung das Bauchfett loszuwerden. Die Triglyzeride im Bauchfett bleiben trotzdem eingesperrt, weil Stringent Factors und Gene den Zellstoffwechsel bremsen.

Die Drosselung des Zellstoffwechsels macht sich insbesondere im Herzmuskel und in anderen Muskeln, die am meisten Fett verbrennen können, bemerkbar.

Was Frauen beachten sollten

Frauen haben – vor allem wenn sie Sport treiben – andere Nährstoffbedürfnisse als Männer. Oder anders ausgedrückt: Bei ihnen entwickeln sich spezielle Nährstoffdefizite, die wiederum den Fettabbau wirkungsvoll blockieren können.

Von Bedeutung sind dabei die Biostoffe Glukose, Eisen, Kalzium, Vitamin B6 und Vitamin C. Hochleistungssportlerinnen haben manchmal gar keine Monatsregel mehr – oder diese nur noch wenige Male im Jahr. Frauen, die sich körperlich aktiv betätigen, verlieren zwar weniger Eisen, ihre Östrogenwerte sinken aber beim Sporttreiben, was wiederum die Aktivität der Osteoblasten absenkt, der knochenbildenden Zellen. Ihre Knochen werden durch sportliches Training gefestigt und durch Östrogenmangel geschwächt. Das Blut

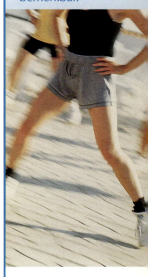

Spaß im Fitnessstudio ist eine gute Sache – wenn Sie nicht übertreiben. Vor allem für Frauen gilt: regelmäßig, aber mäßig. Hochleistungsambitionen können schaden.

Vitamin B6 oder Pyridoxin spielt eine wichtige Rolle beim Auf- und Abbau von Eiweißstoffen; ebenso ist es an der Herstellung des roten Blutfarbstoffs Hämoglobin beteiligt. Mediziner gehen davon aus, dass ein Mangel Hautprobleme und depressive Verstimmungen nach sich ziehen kann. Besonders reichlich kommt Vitamin B6 in Fleisch, Fisch, Vollkornprodukten, Weizenkeimen, Feldsalat und Honigmelonen vor.

dieser Frauen enthält in den Tagen vor der Monatsregel außerdem oft zu wenig an Pyridoxalphosphat, der bioaktiven Form von Vitamin B6 (übrigens Hauptgrund für PMS, das prämenstruelle Syndrom). Gerade bei Vitamin-B6-Mangel senken die erwähnten Stringent Factors den Zellstoffwechsel ab. Sport bringt in diesem Fall keinen Fettabbau.

Das kleine Extra für Sportlerinnen

Wichtig für Frauen, damit sportliches Training auch Fett abbaut: Noch bevor die Turnschuhe angezogen werden, sollten sie den Saft einer Zitrone trinken und etwas kalziumreichen Magerkäse essen. Außerdem sollten sie einen kleinen Glukosesnack zu sich nehmen, z. B. einen Glukoseriegel (aus dem Reformhaus oder der Apotheke), bevor sie die Sporttasche für ihr Training packen. Sonst werden sie durch Aerobic oder Volleyball nervös. Außerdem ist Glukose beim Sporttreiben wichtig für den Fettstoffwechsel.

Den Aufzug stehen lassen

Bei körperlicher Aktivität oder Sport verändert sich unser Fettstoffwechsel geringfügig. Unter Bewegungsstress setzen Stresshormone an, in ihrer Summe zählen andere Faktoren als im Ruhezustand. Zellforscher empfehlen daher, Rolltreppen und Aufzüge entweder gar nicht mehr oder grundsätzlich nur noch nach unten zu benutzen. Dies mag wie ein bescheidener Beitrag zur Bewegungstherapie anmuten, wirkt sich aber im Körper eines untrainierten Übergewichtigen schon ganz gehörig aus: Plötzlich wird ein neuer Nervenstoff aktiv – Azetylcholin (ACh). Der wird in Gehirn- und Nervenzellen synthetisiert. Bei anstrengendem Sport verbrauchen wir bis zu 70-mal mehr davon als im Ruhezustand – wenn wir im Kaufhaus die Treppen hochlaufen, immerhin bis zu 20-mal mehr.

Einfluss auf den Vagusnerv

ACh zündet so genannte cholinerge Neuronen im Vagusnerv, dem bedeutenden Verdauungsnervenstrang, der sich auch durch den Magen zieht. Der steigert die Produktion von Magensäure: Voraussetzung für eine optimale Versorgung mit Aminosäuren, Kalzium und Eisen – und nicht zuletzt für die Freisetzung von Fettsäuren aus dem oft schwabbeligen Depotspeck an Bauch, Hüften, Po und Oberschenkeln.

Außerdem ist ACh der Konzentrationsstoff schlechthin und sorgt dafür, dass wir auch im Training aktiver und mit Spaß bei der Sache sind. Basisrohstoff für ACh ist das fettähnliche B-Vitamin Cholin. Eine ideale Nahrungsergänzung ist daher Sojalezithin aus dem Reformhaus.

> Bewegung muss Spaß machen, sonst verliert man die Lust und setzt sich schnell wieder zur Ruhe. Verlangen Sie also nicht Ihren untrainierten Muskeln plötzlich Höchstleistungen ab, sondern fangen Sie möglichst mäßig an.

Schlanker werden mit mehr Bewegung

▶ Bitte legen Sie nicht zu stürmisch los; Sie müssen nicht gleich alle Weltrekorde brechen wollen. Die Triglyzeride müssen in aller Ruhe aus Unterhautgewebe und Bauchspeck freigesetzt werden – und das kann seine Zeit dauern.

▶ Zunächst genügt es schon, Treppen möglichst oft zu Fuß zu benutzen. Später kann man alle Treppen, die sich einem in den Weg stellen, im leichten Klettertrab bewältigen.

▶ Tagsüber sollten Sie mehrere kleine 3-Minuten-Übungen (z. B. Stretching, Gymnastik, Sit-ups oder leichtes Hanteltraining) durchführen. Sie sollten Sie zum Keuchen bringen – die Muskeln dürfen dabei auch ein bisschen weh tun.

▶ Langfristig gesehen sollte man sich mit einer oder mehreren der bereits vorgestellten besten Bewegungsarten (siehe den Kasten auf Seite 137) anfreunden.

Vier Programme für den erfolgreichen
Einstieg in die Fettverbrennung

Vier Schritte aus der Fettfalle

Wie man die Pfunde
wirklich loswird

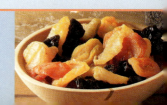

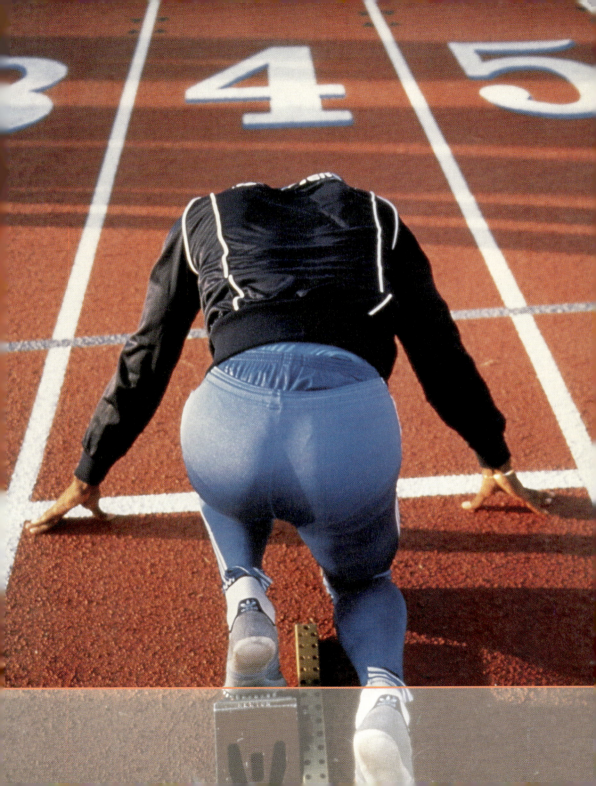

An den Start gehen

Im Folgenden können Sie nachlesen, wie sich die wissenschaftlichen Erkenntnisse problemlos in die Tat umsetzen lassen. Jeder Tag wird dabei zur Offensive gegen die Speckpolster an Bauch und Hüften, Oberschenkeln und Po. Die wichtigste Grundregel dafür lautet: Die zehn schlimmsten Dickmachsünden meiden, dafür die zehn lipolytischen Substanzen und Faktoren nutzen – dann hat das Bauchfett wenig Chancen. Und das sind die Wege zum Glück:

- ▶ Erst mal den verkorksten Stoffwechsel normalisieren
- ▶ Die »Einbahnstraße Fett« rasch umdrehen
- ▶ Schnell den Speck weg – die Wochenkur
- ▶ Fit ohne Fett – in einem Monat

Sie können die Programme als schrittweisen Einstieg nacheinander machen oder gleich mit einem längeren Programm starten. Schon vom ersten Tag an spüren Ihre Körperzellen die neue und pflegliche Behandlung.

> Das Schöne an den vorgestellten Programmen: Man braucht nicht zu hungern, und es gibt kaum Vorschriften. Das Essen schmeckt – man darf sogar richtig schlemmen!

Erst mal den verkorksten Stoffwechsel normalisieren

Dafür ist ein Wochenende vorgesehen. Denn unter der Woche tun sich gerade Berufstätige schwer, exakt vorgeschriebene Mahlzeiten zuzubereiten. Sie sind auf Kantinenkost angewiesen, auf den Imbissstand oder auf den Inhalt der Box von zu Hause.

Der Samstag

Dieser kerngesunde Esstag aktiviert den trägen Darm, liefert viel belebenden Blutzucker, außerdem massenweise Vitamine, Spurenelemente, Mineralstoffe und sehr viele Eiweißbausteine. Die Konzentrationen von Triglyzeriden und Cholesterin im Blut sinken. Nachts strömt nur noch ein Minimum an fetthaltigen so genannten Chylomikronen ins Blut. Die Leber wird entlastet. Am Sonntag wird diese kleine Stoffwechselkur fortgesetzt.

Frühstück

Kaffee oder Tee mit Sahne oder Milch, aber ohne Zucker (Süßstoff ist erlaubt), Vollkornbrot, -brötchen, -toast oder -knäcke, 1 Esslöffel Butter, 1 Tomate, 6 Gurkenscheibchen, 8 Oliven, 1 hart gekochtes Ei, 50 Gramm Schafs- oder Ziegenkäse.

Zwischengericht am Vormittag

Müsli (1/2 Tasse) aus möglichst selbst geschrotetem Korn (Weizen, Roggen, Hafer, Gerste, Dinkel, Buchweizen), am Abend vorher eingeweicht; dazu Dickmilch oder Sahne und Früchtestückchen.

> Getreidemühlen zum Selbstschroten von Körnern gibt es in vielen Formen im Handel. Für kleine Getreideportionen zum Müsli reicht schon ein preiswertes Grundmodell.

Mittagessen

Als Vorspeise gibt es Endiviensalat mit einem Dressing aus 2 Teelöffeln Zitronensaft, 2 Teelöffeln Sonnenblumenöl, 2 Teelöffeln Wasser, etwas Salz, Pfeffer und wenig Süßstoff. Frische Schnittlauchröllchen darüber streuen.
Für das Hauptgericht stehen die folgenden beiden Gerichte zur Wahl.

Forelle in Kräutersauce (für 2 Personen)

Zutaten

2 Biokartoffeln • 2 mittelgroße Forellen • Salz • Pfeffer • 2 EL Instantbrühe • 1 TL Zitronenmelisse • 1 TL Petersilie • 1 TL Kresse 1 Lorbeerblatt • 2 EL Crème fraîche • etwas Zitronensaft

Zubereitung

Ungeschälte Biokartoffeln in wenig Salzwasser gar kochen. Forellen mit Salz und Pfeffer einreiben und in eine feuerfeste Form einlegen. Instantbrühe mit den gehackten Kräutern mischen, über die Forellen gießen. Lorbeerblatt dazugeben. Die Auflaufform in den vorgeheizten Backofen schieben, die Forellen bei 200 °C (Gas Stufe 3 bis 4) in ca. 20 Minuten garen. Kräutersauce mit Crème fraîche und Zitronensaft verrühren, mit den Forellen und den Kartoffeln servieren. Kartoffeln mit der Schale essen.

Thymianhähnchen mit Kartoffeln (für 2 Personen)

Zutaten

250 g frische Hähnchenkeulen • 1 Knoblauchzehe • Kräutersalz
Pfeffer aus der Mühle • 2 TL gehackter Thymian • 200 g Kartoffeln
1 TL Butter • 1/8 l Gemüsebrühe • 1 EL gehackte Petersilie

Zubereitung

Hähnchenkeulen waschen, mit Küchenkrepp trockentupfen und mit zerdrückter Knoblauchzehe, Kräutersalz, Pfeffer und Thymian einreiben. Kartoffeln gut waschen. Mit der Schale in nicht zu dünne Scheiben schneiden. Eine Auflaufform mit Butter auspinseln und Kartoffelscheiben hineingeben. Mit Kräutersalz würzen. Die Hähnchenkeulen darauf legen. Gemüsebrühe zugießen. Alles bei 180 °C (Gas Stufe 2 bis 3) im Backofen etwa 40 Minuten lang backen. Mit Kresse oder Petersilie bestreut servieren.

Snack am Nachmittag

1 Banane sehr klein schneiden und in 1 Becher Joghurt verrühren. 1 Esslöffel Melasse (aus dem Bioladen oder Reformhaus) darunter rühren. 2 Teelöffel Sonnenblumenkerne darüber streuen.

Mögen Sie Hähnchen? Hähnchenfleisch liefert den Eiweißschub. Sie können es mittags essen – und auch noch als Snack am späten Abend mit Zitrone, um den Fettabbau in Gang zu setzen.

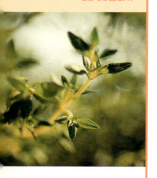

Ein charakteristischer Duft nach Thymian – frische Kräuter regen die Verdauung an. Bei ausgiebigem Würzen mit Kräutern braucht man zudem weniger Salz.

Abendessen

Avocadorohkost (für 2 Personen)

Zutaten

1 Kolben Chicorée • 1 reife Avocado • 4 EL Sahne • 1 TL Ahornsirup
Salz • 1 EL Weinessig • 2 Scheiben Vollkorntoast oder -knäcke
1 EL Butter

Zubereitung

Chicorée waschen und in Streifen schneiden. Avocado schälen, in dünne Scheiben schneiden, auf dem Chicorée anrichten. Aus Sahne, Ahornsirup, Salz und Essig ein Dressing anrühren und über den Salat verteilen. Toast oder Knäckebrot mit Butter bestreichen.

> Avocados muss man rechtzeitig einkaufen, weil sie meist noch zu hart zum Essen sind. Bei Zimmertemperatur gelagert, reifen sie in zwei bis drei Tagen nach (das Fruchtfleisch gibt bei sanftem Druck auf die Schale etwas nach).

Snack am späteren Abend

Ca. 30 Gramm Hähnchenfleisch (ohne Haut) oder 1 Scheibe kalten Braten bzw. kalten Fisch essen (ohne weitere Zutaten). Dazu den Saft von 1 ausgepressten Zitrone trinken.

Der Sonntag

Der Sonntag beginnt mit einem pikanten Frühstück. Wenn Sie es lieber süß mögen: Im Rezepteteil für das Dauerprogramm finden Sie zahlreiche Frühstücksideen (siehe Seite 172ff.). Für die Umstellung des Stoffwechsels ist es aber besser, wenn Sie sich am ersten Wochenende an den hier gemachten Vorschlag halten.

Frühstück

Zu trinken gibt es 1 kleines Glas frisch gepressten Fruchtsaft (nicht zu süß, am besten sind Zitrusfrüchte), anschließend Kaffee oder Tee mit Sahne oder Milch, aber ohne Zucker (Süßstoff ist erlaubt).

VIER SCHRITTE AUS DER FETTFALLE

Frischkäse mit Gurke und Radieschen (für 1 Person)

Zutaten

100 g Magerquark • 2 EL Buttermilch • Salz • Pfeffer • 2 EL Schnittlauchröllchen • 1/2 Bund Radieschen • 1 kleine Salatgurke • 4 EL klein gehackter Dill • 2 Scheiben Vollkornbrot oder Pumpernickel

Zubereitung

Quark mit Buttermilch, Salz und Pfeffer glatt rühren und den Schnittlauch unterrühren. Radieschen waschen, putzen und in Scheiben schneiden. Gurke waschen, fein hobeln und zusammen mit den Radieschen auf einem Teller anrichten. Mit Dill bestreuen. Dazu Vollkornbrot oder Pumpernickel essen.

Zwischengericht am Vormittag

1 Scheibe Vollkorntoast mit Butter bestreichen. Darauf 1 Scheibe Roastbeef oder kalten Braten legen (ca. 40 Gramm). 1 Tomate in Scheiben schneiden und darauf legen.

Mittagessen

Als Vorspeise Apfel-Sellerie-Salat: 4 Esslöffel Dickmilch, 2 Esslöffel Grapefruitsaft, etwas Salz und Süßstoff zu einer Sauce verrühren. 1 Apfel waschen, mit der Schale in die Sauce raffeln. 1 Stange Sellerie putzen, waschen, zu dem Apfel raffeln. Alles miteinander mischen. Als Hauptgericht stehen wieder zwei Gerichte zur Wahl.

Venezianische Leber in Alufolie (für 2 Personen)

Zutaten

4 EL Naturreis • Salz • 1 TL Öl • 2 Scheiben Kalbsleber (je 80 – 100 g) 1 Apfel • 2 Zwiebeln • Pfeffer • Kräutersalz • 1 EL gehackte Petersilie

---

Für eine Person ist es oft aufwändig, viele frische Kräuter auf Vorrat zu haben, sie zu putzen und zu waschen. Die gängigsten wie Petersilie, Dill und Schnittlauch gibt es auch streufähig tiefgefroren in praktischen kleinen Schachteln.

Zubereitung

Reis in Salzwasser körnig kochen. Ein Stück Alufolie mit Öl einpinseln. Gewaschene und abgetrocknete Leber darauf legen. Apfel waschen, entkernen und in Scheiben schneiden. Zwiebeln abziehen, in Ringe schneiden, beides auf der Leber verteilen. Folie gut verschließen, im Backofen bei 200 °C (Gas Stufe 2 bis 3) in ca. 20 Minuten garen. Vor dem Servieren mit Pfeffer und wenig Kräutersalz bestreuen. Reis mit Petersilie bestreuen und dazu servieren.

Überbackene Auberginen (für 2 Personen)

Zutaten

200 g Auberginen • Kräutersalz • 2 EL Olivenöl • 250 g Tomaten 2 Knoblauchzehen • 2 EL schwarze Oliven (entsteint) • Pfeffer aus der Mühle • 2 TL gehacktes frisches Basilikum (bei getrocknetem Basilikum nur 1 TL verwenden) • 20 g frisch geriebener Parmesan oder Pecorinokäse • 2 Scheiben Weißbrot oder Baguette

Zubereitung

Auberginen waschen, in nicht zu dünne Scheiben schneiden, salzen, 10 Minuten lang stehen lassen, abspülen und mit Küchenkrepp trockentupfen. In einer Pfanne mit etwas heißem Olivenöl auf beiden Seiten hellbraun anbraten und dachziegelartig in eine Auflaufform schichten. In der Zwischenzeit die Tomaten mit kochendem Wasser überbrühen, abziehen, in Würfel schneiden und auf die Auberginen legen. Knoblauchzehen abziehen und in feine Würfel schneiden. Oliven ohne Steine klein schneiden. Beides auf den Tomaten verteilen. Mit Kräutersalz und Pfeffer kräftig würzen. Basilikum und Käse darüber streuen. Backofen auf 180 °C (Gas Stufe 2 bis 3) vorheizen. Auflauf 10 bis 15 Minuten lang backen. Zusammen mit dem Brot servieren.

> Wenn Sie erhöhte Cholesterinwerte haben, sollten Sie Innereien meiden. Statt des Leberrezepts bereiten Sie sich in diesem Fall besser das Gemüsegericht zu.

Snacks am Nachmittag

Für einen kleinen Imbiss am Nachmittag ist folgende Auswahl erlaubt: Obst (beliebige Sorte), Joghurt mit Früchten, Magerquark oder fettarmer Hüttenkäse mit Knäckebrot.

Abendessen

Feldsalat mit Parmaschinken (für 2 Personen)

Zutaten
100 g Feldsalat • 75 g Parmaschinken • 4 EL kaltgepresstes Sonnenblumenöl • 1 EL Balsamicoessig • 1 Messerspitze mittelscharfer Senf Kräutersalz • Pfeffer aus der Mühle • 1 EL Sonnenblumenkerne 2 Scheiben Baguette

Zubereitung
Feldsalat gründlich waschen und trocknen. Den Parmaschinken in schmale Streifen schneiden. Aus Öl, Essig, Senf, Kräutersalz und Pfeffer eine Salatsauce rühren, über den Salat und den Parmaschinken geben und gut mischen. Den Salat auf einem Teller anrichten, mit Sonnenblumenkernen bestreuen und zusammen mit dem Baguette essen.

Snack am späteren Abend

Gehören Sie auch zu den Menschen, die einen Fernsehabend erst richtig genießen können, wenn sie etwas zum Knabbern neben sich stehen haben? Dann kennen Sie schon eine wichtige Ursache für die überzähligen Pfunde auf den Rippen. Daher ein Vorschlag für den Spätimbiss: 30 Gramm Schafskäse oder Räuchertofu mit 1 Scheibe Vollkornknäcke essen. Dazu den Saft von 1 ausgepressten Zitrone trinken.

Den Parmaschinken in nebenstehendem Rezept können Sie auch gegen einen anderen guten rohen Schinken austauschen. Es sollte allerdings möglichst eine milde, luftgetrocknete Sorte sein.

Die »Einbahnstraße Fett« rasch umdrehen

Diese Viertagekur unterbricht den verhängnisvollen Fettfluss in nur eine Richtung, so dass sich Fettzellen öffnen und ihren Inhalt abgeben können. Jede Art von Sport oder Bewegung und auch Spaziergänge im hellen Tageslicht und Entspannungsübungen sowie viel Schlaf unterstützen sie. Das erfreuliche Ergebnis: Körperfett wird abgebaut und zu Energie verheizt. Doch danach darf man nicht den Fehler machen und zu seinen alten Esssünden zurückkehren! Ideal wäre es, diese Kurzkur gleich im Anschluss an das oben beschriebene Wochenendprogramm zu absolvieren. Übrigens: Mit Rücksicht auf Berufstätige gibt es beim Mittagessen lediglich Empfehlungen für die Zusammenstellung der Lebensmittel.

Das Umkehren der »Einbahnstraße Fett« ist notwendig, damit sich nicht weiter Tag und Nacht hässlich gelbes Fett in Ihre Fettzellen einpresst. Dieses Umdrehen dauert – je nach Veranlagung – drei bis vier Tage.

Frühstück

Zu trinken gibt es Kaffee, Tee oder Milch (kein Zucker; Sahne und Süßstoff sind erlaubt), außerdem nach Wunsch ein Gläschen frisch gepressten, nicht zu süßen Fruchtsaft (ideal ist Grapefruitsaft).

1. Tag

Nur klein geschnittene Früchte mit etwas Dickmilch und 1 Hand voll darüber gestreuter Sonnenblumenkerne. Ideal sind Bananen, Kiwis, Pfirsiche, Äpfel, Orangen, Weintrauben, Ananas, Papayas, Beeren.

2. Tag

2 Scheiben Vollkorntoast oder 4 Scheiben Vollkornknäcke. Dazu gibt es 1 Teelöffel Butter, 50 Gramm Schafs- oder Ziegenkäse, 1 Tomate, 1 Scheibe kalten Braten oder Roastbeef, 1 kleine Gewürzgurke und 8 eingelegte schwarze oder grüne Oliven.

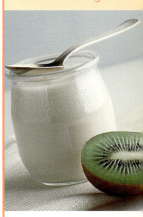

Eiweiß, Kalzium und Vitamine: Das erste Frühstück für die Stoffwechselumstellung ist Dickmilch mit Früchten.

3. Tag

2 Scheiben Vollkornbrot oder Pumpernickel mit 1 Teelöffel Butter und 125 Gramm Kräuterquark.

4. Tag

2 Scheiben Vollkornbrot oder Pumpernickel. Oder 2 Vollkornbrötchen oder 3 Scheiben Vollkorntoast oder 5 Scheiben Vollkornknäcke. Dazu gibt es 2 Teelöffel Butter, 2 Eier (hart oder weich gekocht), ca. 50 Gramm mageren Schinken und 1 Gewürzgurke.

Zwischengerichte am Vormittag

Die Reihenfolge dieser Gerichte kann ausgetauscht werden.
- 1/2 zerdrückte Avocado mit 1 Teelöffel Zitronensaft, Pfeffer und 2 Scheiben Vollkornknäcke
- Kleines Vollkornmüsli (1/2 Tasse) mit frischen Obststückchen
- 1 Becher Speisequark (40% Fett i. Tr.) mit 1 geriebenen Apfel, Zimt und etwas Honig
- Melonenstücke mit ca. 40 Gramm Parmaschinken und 1 Scheibe Vollkorntoast oder 2 Scheiben Vollkornknäcke

Mittagessen

Wichtig: Es gibt vor dem Essen einen kleinen Saisonsalat, mit Essig und Öl angemacht. Wer als Berufstätiger mittags keine Möglichkeit hat, einen Salat zu bestellen, muss vor der Mahlzeit – als wichtigen Säurelocker – etwas säuerliches Obst essen, z. B. 1 Apfel, 1 Kiwi, Johannis- oder andere säuerliche Beeren.
Ebenfalls gut: Vor dem Essen 1 Esslöffel Apfelessig mit 1 Glas Wasser oder Apfelsaft verquirlen und trinken.
Das Mittagessen setzt sich dann aus den folgenden Lebensmitteln zusammen.

Für Berufstätige sind die großen Salatbüfetts zum Selbstbedienen in vielen Supermärkten oder Lebensmittelabteilungen besonders geeignet. Allerdings sollten Sie bei der Wahl des Dressings vorsichtig sein und eine einfache Vinaigrette bevorzugen.

- Beilagen: Kohlenhydrate bzw. Stärke liefern Kartoffeln, Naturreis, Vollkornnudeln oder Polenta. Eiweiß, Mineralien, Spurenelemente und Vitamine liefern reichliche Portionen Gemüse, Hülsenfrüchte sowie Pilze. Doch hierbei sollte man immer darauf achten, dass diese Lebensmittel möglichst nicht aus der Dose stammen.
- Fleisch: mager, gegrillt oder gesotten, ohne fette Sauce (kein Braten, nichts Paniertes).
- Fisch: nichts Gebackenes oder Gegrilltes, auch keine Fischstäbchen. Am besten eignet sich gekochtes Fischfilet im Sud oder Forelle blau.
- Geflügel: unbedingt ohne Haut, z. B. Putenschnitzel.
- Für Vegetarier und außerdem ohnehin sehr empfehlenswert: Tofu (z. B. als Würstchen oder Räuchertofu).

Fisch-, Fleisch- oder Geflügelportionen sollten möglichst klein sein, weil sie (beispielsweise in der Kantine oder im Restaurant) immer mit zu viel Salz angerichtet sind. Wer seinen Speckdepots wirklich ernsthaft und engagiert zu Leibe rücken will, sollte bei den ersten drei Schlankheitsprogrammen in diesem Buch möglichst ganz darauf verzichten.

- Eier: hart gekocht oder pochiert (z. B. zum Salat oder Spinat) erlaubt. Bei dieser Kur sollten sie jedoch – wegen des verwendeten Fetts – nicht als Spiegel- oder Rührei verzehrt werden.
- Getränke: Zum Mittagessen selbst möglichst nichts trinken, sondern besser erst danach. Geeignet sind nicht zu süße Fruchtsäfte, Gemüse- oder Tomatensaft und Mineralwässer.

> Mit Eiern als Zutat beispielsweise zum Salat oder als Brotbelag sollten Sie zurückhaltend sein, wenn Ihre Blutfettwerte erhöht sind. Eigelb gehört zu den besonders cholesterinreichen Lebensmitteln.

Snacks am Nachmittag

Diese Minimahlzeiten stehen zur freien Wahl.
- Kleines Forellenfilet (ca. 50 Gramm) mit etwas Meerrettich und 1 Scheibe Vollkornbrot

- 1 Vollkornbrötchen mit 1 Teelöffel Butter, 3 Eischeibchen und 1 Teelöffel Diätmayonnaise
- 1 Schale Apfelreis, warm oder kalt
- Bunter Obstsalat mit Sahne

Abendessen

Zu trinken gibt es zum Abendessen wahlweise Kräutertee, Frucht- oder Gemüse- bzw. Tomatensaft, Mineralwasser, 1 Liter Bier oder 1/2 Liter trockenen Wein. Die Abendmahlzeit sollte nicht zu spät eingenommen werden. Ideal ist die Zeit zwischen 18 und 19 Uhr.

1. Tag – Bunter Rohkostteller (für 1 Person)

Zutaten

1 Ei • 1 Karotte • 1 kleine Fenchelknolle • 1 Portion Feldsalat • 1 Tomate • 1 TL Öl • 1/2 TL Zitronensaft • 2 EL Wasser • 1 EL gehackte Petersilie • 1 Prise Salz • etwas Süßstoff • 2 Scheiben Vollkorntoast oder 4 Scheiben Vollkornknäcke

Zubereitung

Ei hart kochen und in Scheiben schneiden. Karotte fein raspeln. Fenchelknolle halbieren und in feine Streifen schneiden. Feldsalat gut waschen, abtrocknen. Tomate überbrühen, enthäuten und in Scheiben schneiden. Das Gemüse mit Eischeibchen schön anrichten. Mit einem Dressing aus Öl, Zitronensaft, Wasser, gehackter Petersilie, Salz und Süßstoff übergießen. Dazu gibt es Vollkornbrot.

2. Tag – Krabbensandwich (für 1 Person)

Zutaten

1 kleines Vollkornbaguette oder 2 Vollkorntoastscheiben • 2 Salatblätter • 50 g Krabben • 1 EL Zitronensaft • 1 Orange • 1 EL Dill

---

Wenn Sie sich etwas Besonderes gönnen wollen, können Sie statt der Krabben Hummerfleisch nehmen. Hummer hat einen hohen Anteil an Selen, das den Körper vor freien Radikalen schützt.

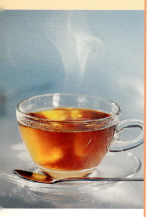

Ideal als Durstlöscher: Tee, vor allem Kräutertee.

Zubereitung

Baguette längs durchschneiden, Salatblätter auf einer Hälfte bzw. auf einer der beiden Toastscheiben verteilen. Krabben darauf legen. Mit Zitronensaft beträufeln. Orange in Scheiben und dann in kleine Stücke schneiden und über die Krabben geben. Mit klein geschnittenem Dill bestreuen. Die obere Brothälfte darauf legen.

3. Tag – Hüttenkäse mit Obst (für 1 Person)

Zutaten
1/2 Banane • 1 kleiner Apfel • 1/2 Orange • 100 g Hüttenkäse
2 TL Honig • 1 Kiwi • 2 Scheiben Vollkornbrot

Zubereitung
Banane schälen, in dünne Scheiben schneiden. Apfel waschen und mit der Schale grob raffeln. Orange schälen, die weiße Haut entfernen, in kleine Stücke schneiden. Hüttenkäse mit Früchten und Honig vermischen. Kiwi schälen, in Scheiben schneiden. Brotscheiben mit Hüttenkäsemischung bestreichen und Kiwischeiben darauf legen.

4. Tag – Maiskolben (für 1 Person)

Zutaten
1 Maiskolben • etwas Salz • 1 TL Kräuterbutter • 1 Scheibe Vollkornbrot • 1 TL Butter

Zubereitung
Maiskolben in Salzwasser in ca. 20 Minuten gar kochen. Abtropfen lassen und mit Salz bestreuen. Kräuterbutterflöckchen auf dem Maiskolben schmelzen lassen. Vollkornbrot mit Butter bestreichen und dazu essen.

> Frische Maiskolben haben nur eine kurze Saison. Sie können für das Abendessen auch kleine Maiskolben aus dem Glas oder aus der Dose nehmen, die vorgekocht sind.

Die Wochenkur ist gedacht für Menschen, die schnell einen Erfolg sehen möchten. Aber auch diese Kur sollte ein Einstieg in die fettbewusstere Alltagsernährung sein – sonst sind die Pfunde wie bei jeder Kurzdiät schnell wieder auf den Rippen.

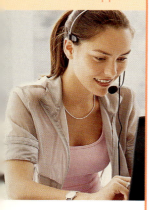

Für jeden die richtige Kur: Die Wochenkur ist speziell für Berufstätige geeignet.

Snack am späteren Abend

Vor dem Schlafengehen gibt es noch ein Häppchen Eiweiß pur: ca. 30 Gramm Fisch oder Geflügel (jeweils ohne Haut), kalten Braten, Roastbeef, für Vegetarier Tofu, Schafs- oder Ziegenkäse ohne irgendwelche anderen Zutaten (also auch kein Brot!). Davor oder dazu den Saft von 1 ausgepressten Zitrone oder 1 Esslöffel Apfelessig, in 1 Glas Wasser oder Apfelsaft aufgelöst, trinken.

Schnell den Speck weg – die Wochenkur

Dieses Programm ist ideal für Menschen, die möglichst im Handumdrehen ein paar Pfunde verlieren wollen. Die Besonderheit dieser Kur: Es gibt kein Salz, nahezu keine tierischen Fette, und die Kohlenhydrate stammen weitgehend aus Kartoffeln, Gemüse und Hülsenfrüchten. Dies bedeutet vor allem, dass es morgens weder Brot noch Brotähnliches, wie z. B. Zwieback oder Knäcke, gibt. Denn dann entsteht automatisch ein Heißhunger nach Kohlenhydraten – und der wird mit jeweils einer Müsli-, Haferflocken- oder Porridgeportion am Vormittag und am Nachmittag gestillt.

Bei dieser Schnellkur können Sie in einer Woche einiges an Gewicht verlieren.

▶ Bei 30 Kilogramm Übergewicht:
1800 Gramm Wasser und 1900 Gramm Fett
▶ Bei 20 Kilogramm Übergewicht:
1800 Gramm Wasser und 1600 Gramm Fett
▶ Bei zehn Kilogramm Übergewicht:
1500 Gramm Wasser und 900 Gramm Fett
▶ Bei fünf Kilogramm Übergewicht:
1300 Gramm Wasser und 500 Gramm Fett

Frühstück

Zu trinken gibt es Kaffee, Tee oder Milch ohne Zucker (Süßstoff darf verwendet werden) sowie nicht zu süße Fruchtsäfte. Wählen Sie unter den folgenden Frühstücksideen aus (alle Rezepte sind für eine Person berechnet).

Radieschenquark

Zutaten
1 Bund Radieschen • 150 g Magerquark • 2 EL Crème fraîche • tiefgefrorene Kräutermischung • 1 TL gehackte Petersilie • 1 EL frische Kresse • 1 EL Sonnenblumenkerne

Zubereitung
Radieschen waschen, in dünne Scheibchen hobeln. Magerquark mit Crème fraîche glatt rühren. Mit der Kräutermischung würzen. Radieschenscheibchen und gehackte Petersilie untermischen. Kresse waschen, abtropfen lassen und darüber streuen. Mit Sonnenblumenkernen garnieren.

Hüttenkäse mit Beeren

Zutaten
100 g frische Saisonbeeren • 1/2 TL Zitronensaft • 1 Becher Hüttenkäse • 2 EL Sahne • 1/2 TL Honig • 1 TL gehackte Pistazien

Zubereitung
Beeren waschen, mit Zitronensaft beträufeln und anschließend gut durchziehen lassen. Hüttenkäse mit Sahne und Honig verrühren, auf einem Teller anrichten. Beeren darauf verteilen. Mit den Pistazien bestreuen.

Wagemutige können anstelle der Radieschen auch die Radieschensprossen ausprobieren. Sprossen (bzw. Keime) von Gemüse- und Getreidearten sind eine wertvolle Quelle an Biostoffen. Beginnen Sie mit »sanften« Sprossen, etwa mit den weniger massiven Keimlingen der Kresse.

VIER SCHRITTE AUS DER FETTFALLE

Griechisches Frühstück

Zutaten
1 Ei • 30 g Schafs- oder Ziegenkäse • 2 Scheiben kalter Braten oder Roastbeef (ca. 50 g) • Pfeffer • Paprikapulver • 1 Tomate
1 kleine Delikatessgurke • 8 Oliven

Zubereitung
Ei hart kochen und in Scheiben schneiden. Käse in kleine Würfel schneiden und in die Fleischscheiben einrollen, mit Pfeffer und Paprikapulver würzen. Tomate und Delikatessgurke in Scheibchen schneiden und alles zusammen anrichten. Mit Oliven garnieren.

> Wer Schafs- oder Ziegenkäse zum Frühstück allzu pikant findet, kann auch einen milden Frischkäse mit Kräutern wählen, um die Bratenröllchen damit zu füllen.

Trockenfrüchte mit Dickmilch

Zutaten
100 g ungeschwefelte Trockenfrüchte (aus dem Bioladen oder Reformhaus) • 1 Becher Dickmilch • 1 EL Melasse • 1 TL Pistazien

Zubereitung
Trockenfrüchte klein schneiden. Dickmilch und Melasse verrühren und über die Früchte geben. Pistazien darüber streuen.

Tofuwürstchen mit Rührei

Zutaten
2 Tofuwürstchen (aus dem Bioladen oder Reformhaus) • 1 TL Butter
2 Eier • tiefgekühlte Kräutermischung

Zubereitung
Tofuwürstchen in dünne Scheiben schneiden, mit Butter in einer Pfanne leicht anrösten. Eier verquirlen und darüber geben. Alles auf einem Teller anrichten und mit der Kräutermischung würzen.

Putenschnitzel mit Tomate

Zutaten

1 große Fleischtomate • 1 kleines Putenschnitzel (ca. 80 g) • 1 TL Butter • tiefgekühlte Kräutermischung

Zubereitung

Fleischtomate überbrühen, die Haut abziehen und die Tomate in Scheiben schneiden. Putenschnitzel mit Butter in einer Pfanne goldgelb braten, auf einen Teller geben. Tomatenscheiben darauf legen und mit der Kräutermischung würzen.

Lachs mit Roter Bete

Zutaten

1 tiefgekühlte Kräutermischung • 1 TL Pflanzenöl • 1 große oder 2 kleinere dicke Scheiben Rote Bete • 80 g Räucherlachs

Zubereitung

Kräutermischung mit dem Öl zu einer Sauce verrühren und über die Rote Bete gießen. Lachs darauf legen.

Zwischengerichte

Weil morgens und auch mittags die sättigenden Kohlenhydratbeilagen wie Brot, Reis oder Nudeln fehlen, gibt es am Vormittag und am Nachmittag jeweils ein Getreidemüsli aus der folgenden Auswahl an Getreidesorten: Weizen, Roggen, Gerste, Hafer, Dinkel oder Buchweizen. Ideal ist es, wenn Sie das Korn mit einer Getreidemühle selbst schroten. Jeweils eine halbe Tasse einweichen und möglichst über Nacht quellen lassen. Das Getreide kann man auch mischen, z. B. zu einem Dreikorn- oder Sechskornmüsli.

Putenschnitzel sind fettarm, eiweißreich und preiswert. Es lohnt sich, ein größeres Stück Putenbrust zu kaufen und selbst in kleine Portionen zum Einfrieren zu zerteilen – die beim Metzger üblichen Schnitzel sind groß; sie wiegen selten unter 150 Gramm.

Wer keine Getreidemühle besitzt, kann auch auf Getreideflocken für sein Müsli ausweichen – jedes Reformhaus hält eine üppige Auswahl verschiedener Sorten neben den üblichen Haferflocken bereit.

Getreide liefert die sättigende Basis – den Geschmack steuern andere Lebensmittel bei, die man nach eigenem Gutdünken verwenden und dabei auch mischen darf:
▶ Alle Arten von Obst und Fruchtsäften
▶ Nüsse, Leinsamen, Weizenkeime, Sonnenblumen- und Sesamkerne, Kokosraspel
▶ Rosinen und andere Trockenfrüchte (am besten vorher eine Zeit lang einweichen)
▶ Quark, Dickmilch, Joghurt, Milch, Sahne oder Hüttenkäse
▶ Honig, Ahornsirup oder Fruchtzucker

Wer berufstätig ist, kann die Getreideschrotbasis für sein Müsli in einem entsprechenden Behälter mit ins Büro nehmen, um dann jeweils die Zutaten seiner Wahl unterzumischen.

Mittagessen

Unerlässlich ist ein Salat bzw. Rohkostteller, der vor der Hauptmahlzeit gegessen wird, angemacht mit nichts anderem als mit Essig und Öl. Danach steht Folgendes zur Wahl:
▶ Mageres Fleisch (auch Schinken oder Leber), Geflügel ohne Haut, z. B. als Truthahnschnitzel (immer ohne Sauce)
▶ Fisch (auch gebraten, aber nicht paniert), Krabben, Garnelen, Tintenfisch, Austern, Muscheln, Kaviar
▶ Tofu, z. B. als Räuchertofu

Gewürze und Saucen – salz- und fettarm

Wichtig: Sie sollten nur sehr wenig Salz verwenden und besser mit Pfeffer, Paprikapulver, Curry oder Kräutern würzen, z. B. mit einer mediterranen Kräutermischung. Auch Zitronensaft, Knoblauch oder Zwiebeln eignen sich hervorragend als gesunde Geschmacksgeber, ebenso wie Senf, Ketchup oder Meerrettich. Salzig-fettig angerühr-

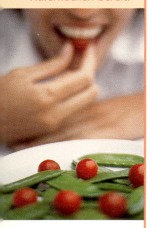

Gemüse ist ein wichtiger Schlankmacher – vor allem in Form von Rohkost.

TEIGWAREN
SIND TABU

te Saucen sind verboten. Erlaubt sind fettfreie oder fettarme Saucen, Dips oder Mayonnaisen. Ideal geeignet: Chutneys, würzige Pasten, meist auf der Basis von Ingwer, Curry, Mango oder Pfeffer.

Beilagen – richtig zubereitet

Bei Fleisch-, Fisch-, Geflügel- oder Tofugerichten muss man eine Woche lang auf sehr sättigende Beilagen, wie z. B. Nudeln, Reis, Klöße, verzichten. Erlaubt und ausdrücklich empfohlen sind Kartoffeln, allerdings mit zwei Einschränkungen: Sie dürfen nur gekocht oder in der Folie zubereitet sein; also keine Bratkartoffeln, Pommes frites o. Ä. Besonders gut ist es, Biokartoffeln mit der Schale zu essen, die reich an Vitaminen und Spurenelementen ist. Kartoffelsalat darf man nur mit Essig und Öl anmachen, also nicht sahnig-fettig.

Bei den Kartoffelmengen sollte man sparen und sich am besten auf eine mittelgroße Kartoffel beschränken. Wer vorher ein sehr starker Esser war, darf sich auch zwei Kartoffeln auf den Teller legen.

> Werden Sie zum Kartoffelgourmet, und probieren Sie auch mal unterschiedliche Sorten aus. Es gibt nicht nur fest und mehlig sowie vorwiegend fest kochende Sorten, sondern innerhalb dieser Kategorien auch ganz erhebliche Geschmacksunterschiede.

Gemüse satt

Der wichtigste Schlankmacher beim Mittagessen ist das Gemüse, das jedesmal dabei sein muss. Wurzel- und Knollengemüse (wie Sellerie, Kohlrabi, Karotten oder Schwarzwurzeln) sollte man immer nur kurz in salzarmem Wasser garen, damit keine wertvollen Vitamine verloren gehen (z. B. Folsäure oder Vitamin C). Dasselbe gilt für Blatt- oder Stängelgemüse (z. B. Blumenkohl, Fenchel, Spinat, Spargel), Fruchtgemüse (z. B. Tomaten, Auberginen oder Zucchini) und Hülsenfrüchte (z. B. Linsen und Erbsen).

Beim Mittagsgemüse gibt es keine Mengenbeschränkungen. Allerdings sollte man beachten: Zu viel Kohl oder Bohnen können zu Blähungen führen. Gemüse hat je nach Sorte einen faszinierenden Eigengeschmack, den der typische Fleisch-, Fett- und Salzesser wohl erst für sich entdecken muss. Dann sind Gewürze eigentlich kaum mehr nötig. Auf dem Weg zum Gemüsefan darf man freilich ausgiebig mit allem würzen, was nicht Salz heißt (davon wenigstens nur sehr kleine Mengen verwenden, wenn man schon meint, ganz ohne gehe es einfach nicht).

Tipp für Berufstätige

Wer werktags zu Hause ist, hat keine oder kaum Probleme beim Einkaufen. Anders sieht es natürlich bei Frauen und Männern aus, die morgens zur Arbeit fahren und erst abends heimkommen. Wer dieses Schnellprogramm eine Woche lang mitmachen möchte, muss von Montag bis Freitag sehr darauf achten, dass er zu seinem fettfreisetzenden Mittagessen kommt.

Ein Tipp: Salat im Plastikbehälter mit ins Büro nehmen, ebenso vielleicht eine vorgekochte Kartoffel. Mit einer Gemüsemischung aus der Supermarkttiefkühltruhe lässt sich auch am Arbeitsplatz relativ einfach ein vernünftiges Mittagessen zaubern.

Für das schnelle vitalstoffreiche Mittagessen am Arbeitsplatz: Viele Supermärkte bieten mittlerweile Salatbüfetts an. Normalerweise sind die angebotenen Salate frisch zubereitet worden. Achten Sie allerdings auf die angebotenen Saucen. Die Mayonnaisedressings sind meist viel zu fett.

Abendessen

Die letzte Hauptmahlzeit des Tages ist eine Kombination aus Eiweißreichem und Rohkost und wird spätestens zwischen 18 und 19 Uhr eingenommen, damit der Organismus während des Schlafs (vor allem in den frühen Morgenstunden) Fett aus den Speckpolstern abschmelzen kann.

Rohkostgemüse sollte hier seinen ganzen bunten Reichtum ausspielen. Das Gemüse (möglichst frisches Saisongemüse) wird gewaschen, klein geschnitten und mit Essig und einem guten Pflanzenöl angemacht (z. B. Oliven-, Sonnenblumen- oder Sojaöl). Würzen kann man zusätzlich mit viel Oliven, frischen Kräutern, Sprossen, Pfeffer und Zitronensaft.

Eiweiß in appetitlichster Form

Ihre Salatmischung muss keineswegs an Hasenfutter erinnern. Mehr als 50 bis 80 Gramm Fleisch, Fisch oder Geflügel (heiß oder kalt) sollte man aber nicht zur Rohkost dazugeben. Als Bereicherung der Rohkostplatte gibt es:

- Hähnchenstreifen (ohne Haut)
- Schinken (mit möglichst wenig Fettrand)
- Putenschnitzel oder Schweinelendchen in Streifen oder Würfeln
- Klein geschnittene und gebratene Kalbs- oder Geflügelleber
- Magere Zunge, kalten Braten oder Roastbeef in Streifen
- Thunfisch (aus der Dose)
- Räucherfisch (z. B. Forellenfilets)
- Krabben, Tintenfisch
- Muscheln, Krebs- und Hummerfleisch
- Hart gekochte Eier in Scheibchen
- Tofuwürstchen oder Räuchertofuwürfel

Knackig frische Sprossen für die Rohkostplatte kann man gut auf der Fensterbank ziehen. Die meisten Sorten gedeihen auch ohne spezielles Gerät auf gleichmäßig feuchtem Küchenpapier. Auf Schimmelbildung achten!

Genüsse für die Rohkostplatte

- **Artischocken**
- **Avocados**
- **Blumenkohl**
- **Chicorée**
- **Endiviensalat**
- **Feldsalat und anderen Salatarten, je nach Jahreszeit**
- **Kohlrabi**
- **Karotten**
- **Mais**
- **Radieschen**
- **Rettich**
- **Rote Bete**
- **Sellerie**
- **Zwiebeln**

Was noch gut zu einer köstlichen Rohkostplatte passt:

- **Nüsse**
- **Pilze**
- **Samen, Kerne, Keime und Sprossen**

Was eine frühe Mahlzeit für Sie tut

Läuft einem da nicht das Wasser im Mund zusammen? Der Genuss wird vollkommen, wenn man weiß, dass sich unsere Körperzellen heißhungrig auf die Massen an kostbaren Vitaminen, Fettsäuren, Mineralstoffen, Spurenelementen, Aminosäuren und anderen wichtigen Biostoffen stürzen. Da wird der Stoffwechsel noch einmal so richtig angeregt, es wird Fett für die nötigen Stoffwechselsynthesen aus dem Bauchbereich abgezogen. Morgens spürt man bereits den Erfolg: Man fühlt sich insgesamt vitaler. Aber wohlgemerkt: Eine solche kerngesunde Abendmahlzeit strotzt vor wertvollem Eiweiß, das erst einmal in seine Bausteine zerlegt werden muss. Deshalb sollte man sie nicht später als um 19 Uhr auftischen. Wer an Einschlafstörungen leidet, sollte die Rohkost lieber schon um 18 Uhr einnehmen.

Späte Snacks – nur Trockenobst

Ansonsten gilt ein eisernes Gesetz: Wer spätabends noch Hunger bekommt, muss in die Obstschale greifen. Ideal als kleine Snacks bei nächtlichen Gelüsten: ungeschwefelte Trockenfrüchte aus dem Reformhaus oder Bioladen. Und bitte auch unbedingt beachten: Es gibt abends kein Brot! Aber der Verzicht lohnt sich wirklich.

> Ein Tipp für Partygänger: Trockenobst ist bei Hungergefühlen ideal als später Snack. Empfindliche Menschen sollten jedoch nicht allzu ungebremst zulangen, sonst könnte Ihre Nachtruhe durch häufige Toilettengänge gestört werden.

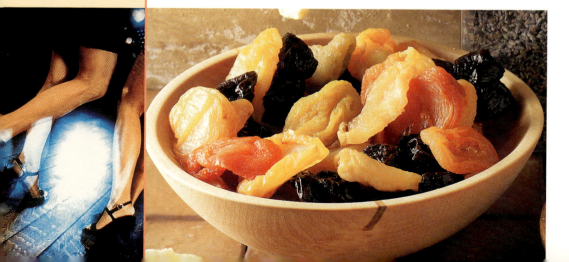

Fit ohne Fett – in einem Monat

Nun fängt die Ernährung endgültig an, vernünftig zu werden. Für übergewichtige Menschen geht damit eine richtig gute Botschaft einher: Endlich schmilzt das Fett dauerhaft weg!
Ein unglaubliches Erlebnis, wenn die schwarze Nadel der Fußbodenwaage nicht mehr länger der peinigende Feind ist, sondern zum Verbündeten beim Abspecken wird. Wenn man noch ungläubig den Hosengürtel tatsächlich ein Loch enger schnallen kann. Wenn die Verkäuferin in der Kleiderabteilung sagt: »Größe 44 ist zu weit für Sie.« Und die Kollegen am Arbeitsplatz sagen: »Du hast aber mächtig abgenommen.« Wenn man vor dem hohen Spiegel steht und zum ersten Mal seit vielen Jahren wieder Gefallen an seinem eigenen Körper findet. Es ist, als hätte man jahrelang irgendwelche chronischen Beschwerden gehabt. Nichts und niemand konnte einem helfen. Und jetzt wird auf einmal alles gut.

> Nachhaltig abnehmen ist keine Utopie. Denn die Natur hat ein genetisches Schlankheitsprogramm in jeden von uns eingeprägt. Die Schlankheitsgene in den Zellen warten nur darauf, wieder geweckt zu werden.

In 30 Tagen zum Ziel

30 Tage, die Spaß machen. Drei Elemente dienen dabei zum komplexen Eingriff in den Fettstoffwechsel:
- Vernünftige Ernährung
- Ausreichende Bewegung
- Nachhaltiger Abbau von Stress

Erster Baustein – vernünftige Ernährung

Frühstück

Es gibt morgens nichts zu trinken. Das Frühstück besteht lediglich aus wasserreichen Früchten, Nüssen, Samen sowie einigen Blattgemüsen, Salat und Fruchtgemüsesorten, die mit Obst harmonieren: Rhabarber, Chicorée, Kürbis, Melonen und Mais. Ideal ist es, wenn Sie frisches Obst der jeweiligen Saison verwenden, z. B. Kirschen, Erdbeeren oder Pflaumen. So können Sie morgens 30 Tage lang auf Erlebnisreise durch eine vielleicht noch unbekannte Welt herrlicher Früchtearten gehen: frische Feigen, Papayas, Kakifrüchte, Litschis, Datteln und andere exotische Köstlichkeiten. Oder auch heimische Obstsorten wie Mirabellen, Brombeeren und Johannis- oder Stachelbeeren genießen. Am besten ist es, wenn Sie täglich neu und kreativ kombinieren.

Hin und wieder sollte man auch ungeschwefelte Trockenfrüchte (aus dem Reformhaus oder Bioladen) verwenden, beispielsweise Rosinen, Aprikosen oder Trockenpflaumen.

Wer seine morgendliche Obstschale etwas flüssiger haben möchte, presst eine halbe Orange frisch aus und gibt den Saft über seine Obstzusammenstellung (möglich ist natürlich ebenso irgendein anderer Fruchtsaft). Wenn Sie es eilig haben: Naturbelassene Säfte aus dem Bioladen sind ein guter Ersatz. Empfehlenswert ist auch, Sojalezithingranulat (aus dem Reformhaus) darüber zu streuen.

Snack am Vormittag

Ein Obstfrühstück sättigt nur kurz und sorgt für mächtigen Hunger – und genau dies bezwecken die Wissenschaftler auch. Frühestens zwei Stunden danach gibt es wieder etwas zu essen. Dann aber – gewissermaßen als Belohnung – ist auch ein Brötchen erlaubt, beispielsweise mit Butter und Käse, kaltem Braten oder irgendeinem anderen mageren Fleisch (keine Wurst!).

Statt des Brötchens darf man natürlich auch eine Scheibe Vollkornbrot, -toast oder -knäcke zu sich nehmen. Seinen Kaffee oder Tee (Achtung: ohne Zucker!) darf man bereits eine halbe Stunde nach dem Obstfrühstück trinken.

> Wenn Sie zu den Menschen gehören, die ohne ein Frühstück das Haus verlassen und erst am Arbeitsplatz unterwegs eingekauftes Gebäck verzehren: Wandeln Sie diese ungesunde Gewohnheit wenigstens so weit ab, dass Sie etwas Obst für den Büroimbiss mitnehmen.

Mittagessen

Mittags gibt es Salat, mageres Fleisch ohne fettig salzige Sauce bzw. Fisch oder Geflügel. Vorschlag für Vegetarier: Tofuschnitzel oder ein Schnitzel auf der Basis von Weizengluten (den entsprechenden Fertigmix gibt es im Reformhaus oder im Bioladen).
Beachten Sie zu den Mittagsmahlzeiten bitte auch die für die Wochenkur auf Seite 16off. gegebenen Empfehlungen. Der einzige Unterschied: Es gibt diesmal sättigende Beilagen. Zur Wahl stehen Polenta, Natur- bzw. Wildreis oder Vollkornnudeln.

Snack am Nachmittag

Der Zwischensnack am Nachmittag besteht aus Knäckebrot. Es gibt bis zu 6 Scheiben davon, belegt mit Mager- bzw. Kräuterquark, Hütten- bzw. Magerkäse, 1/2 zerdrückten Avocado, Butter, Eischeibchen, Olivenpaste, Tomaten, Gurkenscheiben, Zwiebelringen, Radieschen, Schnittlauch, Rettich oder Melasse.

> Knäckebrot gibt es inzwischen in so vielen Varianten, dass für jeden Geschmack etwas dabei ist. Bewahren Sie immer eine Packung im Schreibtisch auf, falls Sie am Arbeitsplatz plötzlich der Hunger überfällt.

Abendessen

Abends ist viermal pro Woche ein üppiger Rohkostteller angesagt, garniert mit Krabben, Thunfisch (aus der Dose), Hähnchenfleisch (ohne Haut), Räucherfisch, Lachs, Magerfleisch (Roastbeef, kalter Braten, Zunge, Schinken), Ei, Muscheln, Schafs- oder Ziegenkäse bzw. auch anderem Käse oder Tofu. Dazu gibt es ausnahmsweise Baguette; man darf aber auch zu Vollkornbrot greifen.
Die übrigen drei Wochentage bereitet man sich Eiweißreiches zu, z. B. einen Krabbencocktail mit Ananas und Diätmayonnaise, Parmaschinken mit Melone (jeweils mit Baguette), einen Tofusalat mit vielen Zwiebeln, mit Essig und Öl angemacht (diesen Salat kann man auch mit kaltem Braten oder magerer Zunge zubereiten), kleine Schweinefilets, Kalbsschnitzel, Filet- oder Rumpsteaks, in etwas

Butter gebraten oder gegrillt, gebratene Puten- oder Kalbsleber – dies alles aber ohne große Beilagen wie Kartoffeln, Teigwaren, Reis usw., auch ohne fette, schwere, salzige Saucen oder Dips. Zum Kalbsschnitzel darf man sich z. B. etwas Blattspinat dünsten, zum Schweinefilet Erbsen-Karotten-Gemüse und zur gebratenen Leber viele Zwiebeln essen.

Das Betthupferl

Wer danach abends nochmals Hunger bekommt, darf nur noch in die Obstschale greifen (auch nicht zu süße Trockenfrüchte, wie z. B. Rosinen, stillen den Hunger). Hunger in dieser Phase ist generell gut, denn er aktiviert die Produktion von Stresshormonen – und nur die können Adipozyten (Fettzellen) aufsperren und entleeren.

Zweiter Baustein – ausreichend Bewegung

Generell sollte man möglichst viel zu Fuß oder mit dem Fahrrad erledigen und sich dort selbst bewegen, wo man das bislang Maschinen irgendwelcher Art überlassen hat. Also z. B. Rolltreppen und Aufzüge möglichst ganz meiden oder nur noch in Fahrtrichtung abwärts benutzen, Einkäufe nicht immer mit dem Auto machen usw. Einmal pro Tag ist ein strammer Spaziergang angesagt, am besten so leicht bekleidet, dass man anfangs leicht friert.

> Um abzunehmen, ist Bewegung enorm wichtig. Doch übertreiben Sie am Anfang nicht. Wichtiger, als Weltrekorde zu brechen, ist es, bei der Stange zu bleiben und regelmäßig zu trainieren. Suchen Sie sich deshalb eine Sportart aus, die Ihnen auch Spaß macht.

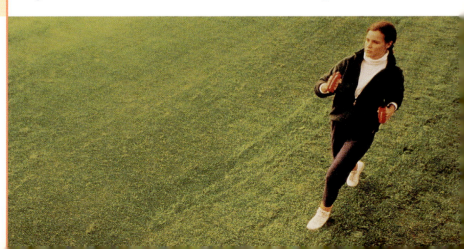

Macht Ihnen Laufen Spaß? Dann laufen Sie los. Bewegung hilft bei der Fettschmelze.

Außerdem sollte man zweimal pro Tag ein Drei-Minuten-Trainingsprogramm absolvieren, das einen zum Schwitzen und Keuchen bringt: z. B. Stretching, Jazzdance, Sit-ups, Liegestütze, Jogging usw. Als Motto gilt: Je mehr Sport und körperliche Aktivität, desto besser ist das für Körper und Geist. Allerdings: Man muss nicht gleich Weltmeister im Bergwandern, Hantelstemmen oder auf dem Ergometerfahrrad werden. Übertriebener Ehrgeiz kann nämlich mehr schaden als nützen.

Dritter Baustein – Stress abbauen

Stress vermeiden – auf den ersten Blick mag da so mancher sagen: »Geht bei mir gar nicht.« Da gibt es den Job, die Kinder, den Haushalt. Stress abbauen bedeutet aber auch, Körper und Psyche zu beruhigen, so dass man viel gelassener in belastende Konflikt- oder Problemsituationen hineingeht. Stress soll sozusagen Spaß machen; dann bauen sich Stressoren auch viel leichter ab.

Das Antistressrezept: Gehen Sie möglichst oft allein in die freie Natur; dann jeweils eine halbe Stunde lang ganz in sich versunken dem Murmeln eines Bachs lauschen, dem Vogelgezwitscher zuhören, auf eine grüne Wiese blicken, dem Spiel der Schneeflocken zugucken, den Zug der Wolken am Himmel beobachten oder zuschauen, wie Baumwipfel sich im Wind wiegen.

Als Folge dieser Tiefenentspannung kommt es zur so genannten Assimilation: Herzfrequenz, Puls, Blutdruck sinken, die Gehirnwellen beruhigen sich, und der Körper wird insgesamt entspannt. Gleichzeitig wird die Darmtätigkeit angeregt, und neue Nährstoffe strömen über das Blut zu den Körperzellen, um sie zu regenerieren. Man kehrt schließlich beruhigt und deutlich vitalisiert nach Hause zurück. Was man vorher womöglich als quälenden Stress empfunden hat, wirkt jetzt längst nicht mehr so unerträglich.

> Wie belastet auch immer Sie sein mögen durch Beruf oder Familie: Eine halbe Stunde Zeit am Tag ganz für Sie allein muss drin sein. Die sollten Sie dann bewusst dazu nutzen, sich innerlich zu entspannen und vom Alltag abzuschalten.

Ob süß, fruchtig, pikant oder herzhaft – abwechslungsreiche Rezeptideen vom Frühstück bis zum Abendessen

Dauerhaft schlank durch weniger Fett

Alles, was schmeckt und die Pfunde purzeln lässt

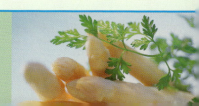

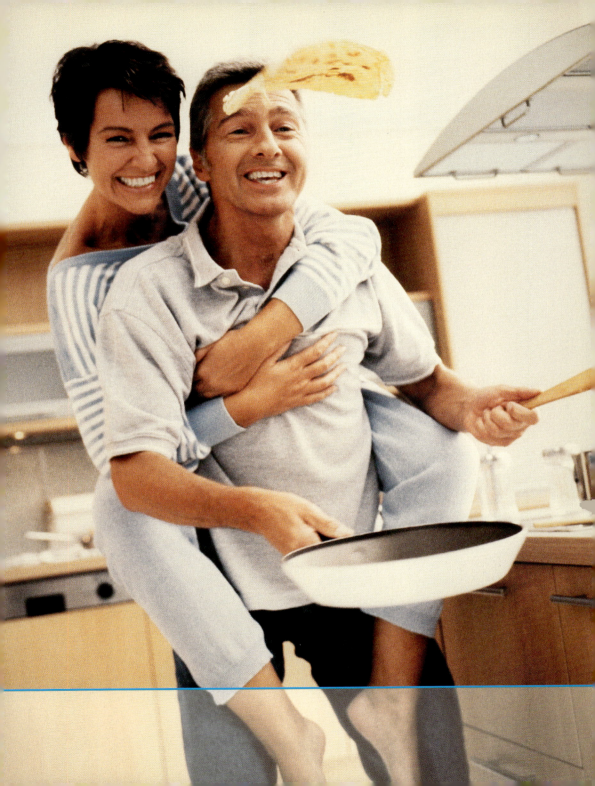

Sicher haben Sie auch Lieblingsrezepte, die Sie nicht missen mögen. Forsten Sie sie doch einmal daraufhin durch, mit welchen Abwandlungen solche Leibgerichte gesünder und fettärmer zubereitet werden könnten.

Rezepte für jeden Tag

Der Mensch ist ein Gewohnheitstier, und viele legen sich im Lauf von Jahren ihr ganz spezielles Sammelsurium an Lebensmitteln zu, mit denen sie dann routinemäßig den täglichen Speiseplan gestalten: Häufig finden nur bestimmte Lieblingsgemüse den Weg auf den Tisch. Die Wurst hat ohnehin ihren unumstößlichen Stammplatz im Kühlschrank. Auch beim Fleisch oder beim Käse greift man – bewusst oder unbewusst – immer wieder zu denselben Sorten. Aus zwei Hand voll Standardlebensmitteln rekrutiert sich meist die Alltagskost. Die ist oft so zusammengestellt, dass sie lipogen (fetteinbauend) wirkt, dank Fettigem, Süßem, hellen Mehlprodukten und nicht zuletzt zu viel Salz. Die Rezepte dieses Kapitels zeigen Ihnen, wie Sie sich auf Dauer schlank und gesund essen können. Sie werden rasch lernen, wie Sie den Speisezettel mit lipolytisch wirkenden Lebensmitteln abwechslungsreich und schmackhaft gestalten.

Frühstücksideen für den Tagesstart

Die meisten Menschen würden sich bald beschweren, wenn man ihnen täglich Spaghetti oder Schweinebraten servierte – nicht so beim Frühstück. Da wird unverdrossen stets Marmeladenbrot oder ein Ei verzehrt. Hier finden Sie gesunde Alternativen.

Süß und fruchtig

Frischkornbrei mit Erdbeeren (für 2 Personen)

Zutaten
3 EL Vollkornweizen • 3 EL Vollkorndinkel • 150 g Erdbeeren (am besten frisch) • 2 EL Walnusskerne • 1 TL Honig • 4 EL Schlagsahne

Zubereitung
Weizen und Dinkel am Vorabend grob schroten. Mit etwas kaltem Wasser verrühren, bis es aufgesogen ist. Zugedeckt über Nacht quellen lassen. Am nächsten Morgen Erdbeeren waschen, abtropfen lassen und vierteln. Walnusskerne etwas zerkleinern. Alle Zutaten mischen und mit Honig abschmecken. Steif geschlagene Sahne darüber geben.

Birnenmüsli mit Sanddornquark (für 1 Person)

Zutaten
3 EL kernige Haferflocken • 1 EL Weizenkleie • 1 reife Birne
4 EL Magerquark • 1 EL Sahne • 1 EL Mineralwasser • 1 EL Sanddornsaft • 1 TL Honig • 1 TL gehackte Haselnüsse

Zubereitung
Haferflocken und Weizenkleie in eine Schüssel geben. Birne waschen, zu den Haferflocken und der Weizenkleie reiben. Quark mit Sahne, Mineralwasser und Sanddornsaft verrühren. Mit Honig süßen und über das Müsli geben. Mit Haselnüssen bestreuen.

Joghurt mit Dinkel (für 1 Person)

Zutaten
1 EL Sonnenblumenkerne • 125 g Naturjoghurt • 1 EL Sahne
1 TL Zitronensaft • 1 Messerspitze abgeriebene Orangenschale
4 EL Dinkelflocken

Zubereitung
Sonnenblumenkerne in einer Pfanne ohne Fett kurz rösten. In der Zwischenzeit Joghurt mit Sahne, Zitronensaft und der abgeriebenen Orangenschale vermischen. Dinkelflocken unter den Joghurt rühren. Mit den Sonnenblumenkernen bestreuen.

Sanddornbeeren sind saueraromatische Wildfrüchte mit besonders hohem Vitamin-C-Gehalt. Man erhält den mit Honig oder Birnendicksaft gesüßten Saft im Reformhaus.

Mehrkornmüsli mit exotischen Früchten (für 2 Personen)

Zutaten
6 EL verschiedene Getreidekörner (z. B. Dinkel, Weizen, Roggen, Hafer, Hirse etc.) • 1 Kiwi • 1 Mango • 2 Scheiben Ananas
6 EL Schlagsahne • etwas Zimt • 1 EL Honig • 1 Messerspitze Vanille

Zubereitung
Die Körner am Vorabend grob schroten, mit wenig Wasser anrühren, über Nacht quellen lassen. Kiwi und Mango schälen, ebenso wie die Ananasscheiben in Stücke schneiden und unter den Körnerbrei heben. Schlagsahne leicht schlagen, mit Zimt, Honig und Vanille süßen und über das Früchtemüsli geben.

Honigquark mit Cornflakes (für 2 Personen)

Zutaten
200 g Sahnequark • 1 Becher Joghurt • 1 EL Honig
6 EL Maiscornflakes

Zubereitung
Sahnequark mit Joghurt verrühren und mit Honig süßen. Cornflakes unterrühren und sofort essen.

Haferbrei mit Bananenmilch (für 2 Personen)

Zutaten
6 EL geschroteter Nackthafer • 1 kleiner Apfel • 1 1/2 TL Honig
1 Banane • 1/4 l Dickmilch

Zubereitung
Hafer mit etwas Wasser zu einem Brei rühren, 1/2 Stunde lang quellen lassen. In der Zwischenzeit den Apfel waschen, mit der Schale in

---

Beim Kauf von Cornflakes sollten Sie darauf achten, dass Sie eine ungesüßte Sorte bekommen. Viele Produkte sind im Übermaß vorgezuckert, um die Maisflocken Kindern schmackhafter zu machen.

den Haferbrei reiben, mit Honig abschmecken. Banane mit der Gabel zerdrücken, unter die Dickmilch rühren, eventuell mit Honig süßen und über den Haferbrei gießen.

Orangen-Trauben-Müsli (für 1 Person)

Zutaten
1/4 l Dickmilch • 1 EL Sahne • 1 Messerspitze Zimt • 50 g blaue Weintrauben • 1 kleine Orange • 2 EL Cornflakes

Zubereitung
Dickmilch mit Sahne und Zimt verquirlen. Weintrauben waschen, halbieren und Kerne entfernen. Orange schälen und in Stücke schneiden. Früchte und Cornflakes in eine Schale geben. Mit der Dickmilch übergießen.

Brötchen mit Banane und Schoko (für 2 Personen)

Zutaten
2 Vollkornbrötchen • 2 TL Butter • 1 Banane • 1 TL Zitronensaft
2 TL Schokostreusel

Zubereitung
Vollkornbrötchen halbieren, mit Butter bestreichen. Banane schälen, in Scheiben schneiden, auf die Butterbrötchen legen und mit Zitronensaft beträufeln. Schokostreusel darüber streuen.

Himbeermüsli (für 2 Personen)

Zutaten
6 EL kernige Vollkornhaferflocken • 150 g Himbeeren, frisch oder tiefgefroren • 2 EL Weizenkeime • 1 EL Leinsamen • 1/4 l Buttermilch
2 TL Ahornsirup

Weintrauben halten sich einige Tage lang im Kühlschrank, wenn man sie in Küchenkrepp wickelt und in einem perforierten Plastikbeutel verpackt. 15 Minuten vor Verzehr sollten sie herausgenommen werden.

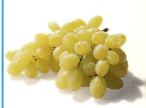

Fünfmal am Tag etwas Obst, lautet eine Regel. Beginnen Sie schon beim Frühstück damit.

> Leinsamen sollte man dem Müsli immer in geschroteter Form beifügen. Die harten kleinen Samenschalen können sonst von Magen und Darm nicht aufgeschlossen werden.

Zubereitung

Haferflocken in wenig Wasser einweichen, etwa 10 Minuten lang quellen lassen. Himbeeren vorsichtig mit kaltem Wasser waschen (gefrorene Himbeeren am Abend vorher aus dem Tiefkühlfach nehmen und über Nacht auftauen lassen), halbieren. Weizenkeime, Leinsamen, Haferflocken, Himbeeren, Buttermilch und Ahornsirup miteinander verrühren und in 2 Müslischalen servieren.

Quarkcreme mit frischen Beeren (für 1 Person)

Zutaten
1 Hand voll frische Beeren (Erdbeeren, Himbeeren, Heidel- oder Johannisbeeren) • 150 g Magerquark • 2 EL Sahne • 1 Messerspitze abgeriebene Zitronenschale • 1/4 TL Vanille • 1 TL Honig

Zubereitung
Beeren waschen, mit Küchenkrepp trockentupfen und je nach Größe halbieren oder vierteln. Quark mit Sahne glatt rühren. Mit abgeriebener Zitronenschale, Vanille und Honig abschmecken. Die Beeren zum Quark geben, leicht unterrühren und gleich essen.

Mokkaquark mit Orange (für 1 Person)

Zutaten
1 Orange • 1 Kiwi • 200 g Magerquark • 2 EL Sahne • 1 Messerspitze Instantkaffeepulver

Zubereitung
Orange halbieren, eine Hälfte auspressen, die andere in kleine Stücke schneiden. Kiwi schälen, in Scheiben schneiden. Quark mit Sahne, Orangensaft und Kaffeepulver verrühren und über die Orangen- und Kiwischeiben geben.

MIT EXOTEN
SCHLEMMEN

Exotischer Obstsalat (für 1 Person)

Zutaten
1 kleine Banane • 1 Kiwi • 1/2 Avocado • 1 kleine Mango • je 1 Messerspitze Nelken, Zimt, Anis • 1/2 TL Vanille • 1 TL Honig

Zubereitung
Banane und Kiwi schälen, in Scheiben schneiden. Avocado und Mango schälen, halbieren, Kern entfernen und in kleine Stücke schneiden. Obst mit den Gewürzen vermengen und 10 Minuten lang durchziehen lassen. Vanille dazugeben, mit Honig süßen.

Kerniges Fruchtmüsli mit Walnüssen (für 2 Personen)

Zutaten
1 mittelgroßer Apfel • 1 Banane • 6 EL kernige Vollkornhaferflocken 1 Tasse Vollmilch • 1 TL Honig • 2 EL gehackte Walnüsse • 1 EL Rosinen

Zubereitung
Apfel waschen, mit der Schale raspeln. Banane in dünne Scheiben schneiden. Alles mit den Haferflocken vermischen. Die Milch leicht erhitzen, den Honig darin auflösen und über die Haferflocken und das Obst gießen. Walnüsse und Rosinen darüber streuen.

Ananasquark mit Vollkornknäcke (für 2 Personen)

Zutaten
2 Scheiben Ananas • 200 g Magerquark • 2 EL Vollmilch • 4 Scheiben Vollkornknäckebrot • 2 TL Butter • 1 Prise Vanille

Zubereitung
Ananas in Stücke schneiden. Den Quark mit Vollmilch glatt rühren und Ananas und Vanille zufügen. Zum Knäckebrot mit Butter essen.

Viele Früchte, etwa Ananas, Birnen oder Kirschen, gibt es natürlich in der Dose oder im Glas. Doch frische Früchte schmecken unvergleichlich besser. Gut ausgereifte Früchte sollten einen intensiven Duft verströmen.

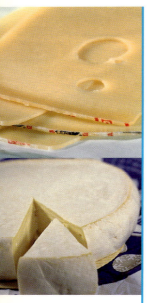

Ob Schnittkäse oder Camembert – wer's gern herzhaft hat, greift beim Frühstück zu Käsebrötchen oder Käsebrot.

Frisch und pikant

Sonnenblumenbrot mit Paprikaei (für 1 Person)

Zutaten
1 Scheibe Sonnenblumenbrot • 1 TL Butter • 1 Scheibe Emmentaler
1 hart gekochtes Ei • etwas edelsüßes Paprikapulver • Kräutersalz

Zubereitung
Sonnenblumenbrot mit Butter bestreichen. Käsescheibe darauf legen. Ei schälen, in Scheiben schneiden und auf den Käse legen. Mit Paprikapulver und Salz bestreuen.

Käsebrötchen mit Kräutern (für 1 Person)

Zutaten
1 Sesamvollkornbrötchen • 1 TL Tomatenmark • 2 Scheiben Schnittkäse (leicht) • 1 TL gemischte zerkleinerte Kräuter (frisch oder getrocknet)

Zubereitung
Brötchen halbieren, mit Tomatenmark bestreichen. Die Käsescheiben darauf legen, mit Kräutern bestreuen.

Camembertbrot mit Orangenfilets (für 2 Personen)

Zutaten
2 Scheiben Vollkornbrot nach Wahl • 2 TL Butter • 150 g Camembert
1 große Orange • 1 TL gehackte Zitronenmelisse

Zubereitung
Vollkornbrote mit Butter bestreichen. Camembert in Scheiben schneiden. Orange schälen, weiße Haut entfernen, Orangenfilets zwischen den Trennhäuten herausschneiden. Brote mit Camem-

bertscheiben belegen, darauf die Orangenfilets geben. Mit Zitronenmelisse bestreuen.

Schinkenbrot mit Rettich (für 1 Person)

Zutaten
1 Scheibe Vollkornbrot • 1 TL Butter • 1 Scheibe magerer gekochter Schinken • 150 g Rettich • Kräutersalz • Pfeffer aus der Mühle
1 EL Schnittlauchröllchen

Zubereitung
Vollkornbrot mit Butter bestreichen. Schinken darauf legen. Rettich waschen, in dünne Scheiben schneiden. Mit Kräutersalz, Pfeffer und Schnittlauch bestreuen. Zum Schinkenbrot essen.

Krabbenbrote mit Ei (für 1 Person)

Zutaten
100 g geschälte Nordseekrabben • 2 Scheiben Vollkornknäckebrot
1 TL Mayonnaise ohne Ei • 2 Blatt Kopfsalat • 1 TL Zitronensaft
1 TL gehackter Dill

Zubereitung
Krabben waschen und gut abtropfen lassen. Knäckebrote mit Mayonnaise bestreichen. Salatblätter waschen und mit Küchenkrepp trockentupfen. Auf die Brote legen und Krabben darauf verteilen. Mit Zitronensaft beträufeln und mit Dill bestreuen.

> Die kleinen Nordseekrabben sind die feinsten (und teuersten) aus der Krabbenfamilie. Alternativ können Sie auch zu den etwas preiswerteren Shrimps greifen.

Kressebrot mit Ei (für 1 Person)

Zutaten
1 Scheibe Vollkornbrot • 1 TL Mayonnaise • 1 hart gekochtes Ei
Kräutersalz • Pfeffer aus der Mühle • 2 EL frische Kresse

Zubereitung
Vollkornbrot mit Mayonnaise bestreichen. Ei in Scheiben schneiden und auf dem Brot verteilen. Mit Kräutersalz und Pfeffer würzen. Die Kresse darüber streuen.

Avocadobrötchen (für 2 Personen)

Zutaten
1 reife Avocado • 1 TL Zitronensaft • Kräutersalz • Pfeffer aus der Mühle • 4 EL Magerquark • 2 EL Vollmilch • 2 Vollkornbrötchen

Zubereitung
Avocado schälen, mit der Gabel zerdrücken und sofort mit Zitronensaft beträufeln, damit sie sich nicht dunkel verfärbt. Mit Kräutersalz und Pfeffer würzen. Quark mit Vollmilch glatt rühren. Brötchen mit Quark bestreichen und Avocadomasse darauf verteilen.

Haselnussschnitten (für 2 Personen)

Zutaten
2 EL Haselnüsse • 2 Scheiben Vollkornbrot • 2 EL Mascarpone

Zubereitung
Haselnüsse ohne Fett kurz rösten. Braune Häutchen abreiben. Mit einem Blitzhacker die Haselnüsse grob hacken. Vollkornbrote mit Mascarpone bestreichen. Haselnüsse darüber streuen.

Pikanter Hüttenkäse (für 1 Person)

Zutaten
1 Schalotte • 150 g Hüttenkäse • 2 EL Sauerrahm • 1 TL frisch geriebener Meerrettich • Kräutersalz • 1 Scheibe Leinsamenbrot
1 TL Butter

Nüsse und Samen werden viel schmackhafter, wenn sie kurz ohne Fett angeröstet werden. Man muss aber die Pfanne dabei im Auge behalten, weil sie sehr leicht anbrennen und dann bitter schmecken.

Zubereitung

Schalotte würfeln. Hüttenkäse mit Sauerrahm verrühren, Meerrettich unterrühren, mit Kräutersalz abschmecken. Leinsamenbrot mit Butter bestreichen und dazu essen.

Sesamknäckebrot mit Tomatenquark (für 2 Personen)

Zutaten
200 g Sahnequark • 2 EL Vollmilch • 2 Tomaten • 1 Schalotte
Vollmeersalz • Pfeffer aus der Mühle • 4 Scheiben Sesamknäckebrot • 2 TL Butter • 1 TL gehackte Petersilie

Zubereitung
Sahnequark mit Milch glatt rühren. Tomaten mit kochendem Wasser überbrühen, abziehen und in Würfel schneiden. Schalotte ebenfalls abziehen und fein hacken. Beides unter den Quark mischen. Mit Meersalz und Pfeffer würzen. Sesamknäcke mit Butter bestreichen. Den Quark darauf verteilen und mit gehackter Petersilie bestreuen.

Kräuterquark mit Pumpernickel (für 2 Personen)

Zutaten
8 Radieschen • 4 Scheiben Pumpernickel • 1 EL Butter
200 g fertiger Kräuterquark • 1 Prise edelsüßes Paprikapulver
1 TL gehackte Petersilie

Zubereitung
Radieschen waschen, in dünne Scheiben hobeln. Pumpernickelscheiben mit Butter bestreichen. Den Kräuterquark darauf verteilen und mit den Radieschenscheiben belegen. Mit Paprikapulver und Petersilie bestreuen.

Im Winter sind nur selten wirklich aromatische Tomaten erhältlich. Man kann für den Tomatenquark auch gut abgetropfte Dosentomaten und zusätzlich einen Teelöffel Tomatenmark verwenden.

Sonnenblumenbrot mit Tomaten (für 2 Personen)

Zutaten
2 Scheiben Sonnenblumenbrot • 2 EL Mascarpone • 2 Tomaten
Vollmeersalz • Pfeffer aus der Mühle • 6 Blättchen frisches Basilikum

Zubereitung
Sonnenblumenbrote mit Mascarpone bestreichen. Tomaten mit kochendem Wasser überbrühen, abziehen, in Scheiben schneiden, auf den Broten verteilen und mit Vollmeersalz und Pfeffer bestreuen. Basilikumblättchen waschen, zerkleinern und dekorativ auf den Tomaten anrichten.

Tomatentoast (für 1 Person)

Zutaten
1 Scheibe Vollkorntoast • 1 TL Butter • 1 Scheibe mittelalter Gouda
1 TL fertiges Pesto • 1 Tomate • 6 schwarze Oliven

Zubereitung
Vollkorntoast mit Butter bestreichen und mit der Käsescheibe belegen. Käse mit Pesto bestreichen. Die Tomate mit kochendem Wasser überbrühen, abziehen, in Scheiben schneiden und auf das Pesto legen. Oliven halbieren, Steine entfernen, das Fruchtfleisch klein schneiden und auf die Tomatenstücke geben.

Vitaminschnitte (für 1 Person)

Zutaten
1 Blatt Kopfsalat • 1 Scheibe Sesambrot • 50 g Hüttenkäse
6 Radieschen • etwas Streuwürze • 1 TL gehackte Petersilie oder Schnittlauch

---

Pesto, die u. a. aus Basilikum, Pecorino, Pinienkernen und Cashewnüssen hergestellte Pastasauce, eignet sich auch hervorragend zum Verfeinern von Salatdressings.

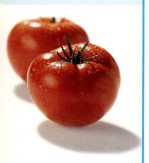

Nur wenige Kalorien, aber wertvolle Inhaltsstoffe: Gerichte mit frischen Tomaten holen Ihnen den Sommer auf den Esstisch.

Zubereitung

Salatblatt waschen und mit Küchenkrepp trockentupfen. Sesambrot damit belegen. Den Hüttenkäse darauf verteilen. Die Radieschen waschen, in Scheiben schneiden und auf den Käse legen. Mit Streuwürze und Petersilie bzw. Schnittlauch bestreuen.

Leerdamer Brot mit Gurken (für 2 Personen)

Zutaten
2 Scheiben Roggenbrot • 2 TL Butter • 2 Scheiben Leerdamer Käse (leicht) • 1/4 Salatgurke • Kräutersalz • frisch gemahlener Pfeffer 1 TL gehackter Dill

Zubereitung
Roggenbrote mit Butter bestreichen. Die Käsescheiben darauf verteilen. Gurke mit heißem Wasser abwaschen, mit der Schale in dünne Scheiben schneiden. Die Gurkenscheiben mit Kräutersalz würzen und kurz ziehen lassen, dann auf den Käsebroten verteilen. Mit Pfeffer würzen und den Dill darüber geben.

Leinsamenbrot mit Roquefortkäse (für 2 Personen)

Zutaten
2 Blatt Kopfsalat • 2 Scheiben Leinsamenbrot • 1 mittelgroße Karotte • 1 TL Zitronensaft • 100 g Roquefortkäse

Zubereitung
Salatblätter waschen und mit Küchenkrepp trockentupfen (oder trockenschleudern). Leinsamenbrote mit den Salatblättern belegen. Karotte waschen, raspeln und auf die Salatblätter verteilen. Mit Zitronensaft beträufeln. Roquefortkäse in Würfel schneiden und darüber geben.

> Wer den französischen Roquefort zu würzig findet, kann für dieses Rezept auch milden dänischen Blauschimmelkäse oder italienischen Gorgonzola verwenden.

Mittagsmahlzeiten – leicht und vitaminreich

Suppen und Eintöpfe

Kürbiscremesuppe (für 2 Personen)

Zutaten

1/8 l Wasser • 300 g Speisekürbis • 3 EL Sahne • Kräutersalz
Pfeffer aus der Mühle • 1 EL gehackte Petersilie

Zubereitung

Wasser in einem Topf erhitzen. Kürbis schälen, das Fruchtfleisch in Würfel schneiden. Kürbiswürfel ins kochende Wasser geben, 10 bis 15 Minuten lang bei mittlerer Hitze weich kochen. Im Mixer oder mit einem Pürierstab pürieren. Sahne unterziehen. Mit Kräutersalz und Pfeffer abschmecken. In 2 Teller geben, mit Petersilie bestreuen.

Köstliche Kastaniensuppe (für 2 Personen)

Zutaten

100 g Karotten • 100 g Lauch • 30 g Sellerieknollen
1 Schalotte oder 1 kleine Zwiebel • 1 TL Butterschmalz
1/2 l Gemüsebrühe • 100 g Esskastanien • Kräutersalz
Pfeffer aus der Mühle • 1 EL Sahne • 2 EL Schnittlauchröllchen

Zubereitung

Gemüse waschen, putzen, in kleine Stücke schneiden. Schalotte oder Zwiebel abziehen und fein hacken. Butterschmalz in einem Topf erhitzen und Gemüsewürfel darin anbraten. Mit Gemüsebrühe aufgießen. Esskastanien in reichlich Wasser 10 Minuten lang kochen, dann mit kaltem Wasser abschrecken, die Schale und die

---

Die Kürbiscremesuppe schmeckt auch hervorragend, wenn sie exotisch würzig mit Currypulver abgeschmeckt wird. Das Aroma entfaltet sich besser, wenn der Curry ganz kurz in einem Teelöffel Öl angedünstet wird, bevor man das Kochwasser hinzugibt.

braune Haut entfernen. Die geschälten, grob gehackten Kastanien zum Gemüse geben und zugedeckt etwa 30 Minuten lang garen. Zum Schluss alles pürieren. Mit Kräutersalz und Pfeffer abschmecken und Sahne unterrühren. Mit Schnittlauchröllchen bestreuen.

Tomatensuppe mit Basilikum (für 2 Personen)

Zutaten
250 g Tomaten (frisch oder aus der Dose) • 1 kleine Zwiebel oder Schalotte • 1 Knoblauchzehe • 1 EL Butter • 1 TL Vollkornmehl 1/2 l Gemüsebrühe • 1 TL frisch geriebener Parmesankäse Kräutersalz • 1 Prise Zucker • Pfeffer aus der Mühle • edelsüßes Paprikapulver • 4 Blättchen Basilikum • 2 EL Sahne

Zubereitung
Tomaten mit kochendem Wasser überbrühen, abziehen, in Würfel schneiden oder abgegossene Tomaten aus der Dose verwenden. Zwiebel oder Schalotte und Knoblauchzehe abziehen und fein hacken. Butter in einem Topf erhitzen. Zwiebel und Knoblauch darin glasig dünsten. Tomaten zugeben. 3 bis 4 Minuten lang mitdünsten. Vollkornmehl über die Tomaten stäuben, umrühren, die Gemüsebrühe angießen. 10 Minuten lang bei mittlerer Hitze kochen, dann durch ein Sieb streichen oder pürieren. Parmesankäse unterrühren, mit Kräutersalz, 1 Prise Zucker, Pfeffer und Paprikapulver würzen. In 2 tiefen Tellern anrichten. Mit Basilikum und Sahne anrichten.

Kartoffel-Lauch-Suppe (für 2 Personen)

Zutaten
150 g Lauch • 1 EL Butter • 150 g Kartoffeln • 1/2 l Wasser 1 Würfel Gemüsebrühe • 1 EL Sahne • Pfeffer aus der Mühle 1 TL Vollmeersalz • 2 EL gehackter Kerbel oder gehackte Petersilie

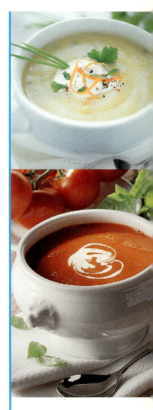

Keine Chance für Suppenkaspars: Bei den pürierten Suppen darf schon mal ein Klacks Sahne dabei sein.

Zubereitung

Lauch waschen, putzen und in 1 Zentimeter breite Ringe schneiden. 1/2 Esslöffel Butter in einem Topf erhitzen, den Lauch dazugeben und glasig dünsten. In der Zwischenzeit die Kartoffeln schälen, in nicht zu kleine Würfel schneiden und zum Lauch geben. Mit dem Wasser auffüllen. Gemüsewürfel zugeben und das Ganze bei mittlerer Hitze etwa 10 bis 15 Minuten lang kochen lassen. Darauf achten, dass die Kartoffeln nicht zu weich werden. Vor dem Anrichten Sahne und die restliche Butter unterziehen. Mit Pfeffer und Vollmeersalz abschmecken. Den gehackten Kerbel oder die gehackte Petersilie darüber streuen.

> Häufig werden Kartoffelsuppen püriert und als Cremesuppe mit etwas Sahne gebunden. Die hier vorgeschlagene Version bleibt grobstückig; deshalb verwendet man besser vorwiegend fest kochende Kartoffeln dafür, die beim Kochen nicht so leicht zerfallen.

Schmackhafte Grünkernsuppe (für 2 Personen)

Zutaten

50 g Grünkern (aus dem Bioladen oder Reformhaus) • 1 TL Butter
1/2 l Gemüsebrühe • Kräutersalz • Pfeffer aus der Mühle
1 Prise Muskat • 1 EL Sahne • 2 EL Schnittlauchröllchen

Zubereitung

Grünkern grob schroten, in heißer Butter andünsten und mit heißer Gemüsebrühe aufgießen. 30 Minuten lang bei schwacher Hitze kochen lassen. Mit Kräutersalz, Pfeffer und Muskat abschmecken. Eventuell noch etwas Wasser zugeben. Sahne unterziehen, mit Schnittlauchröllchen bestreuen.

Buttermilchsuppe (für 2 Personen)

Zutaten

100 g Kartoffeln • Salz • 1/4 l Buttermilch • 1 TL Speisestärke
1/4 l saure Sahne • 1/8 l Vollmilch • 1 TL Butter • Kräutersalz
Pfeffer aus der Mühle • Muskat • 1 TL gehackter Dill

Zubereitung

Kartoffeln waschen, schälen, in grobe Würfel schneiden. In Salzwasser ca. 15 Minuten lang kochen. Wasser abgießen, Kartoffeln ausdampfen lassen, bis sie ganz trocken sind. Buttermilch mit Speisestärke verrühren und in einen Topf geben. Saure Sahne, Vollmilch und Butter zugeben. Unter Rühren aufkochen. Mit Kräutersalz, Pfeffer und Muskat abschmecken. Kartoffeln in tiefe Teller geben, mit der Buttermilchsuppe übergießen und gehackten Dill darüber geben.

Italienischer Gemüsetopf (für 2 Personen)

Zutaten
2 Zwiebeln • 1 Knoblauchzehe • 3 EL kaltgepresstes Olivenöl
150 g Karotten • 150 g Zucchini • 1/2 l Gemüsebrühe • 2 Tomaten
100 g Blattspinat • 50 g Muschel- oder Hörnchennudeln
Kräutersalz • frisch gemahlener Pfeffer • 50 g Schafskäse

Zubereitung
Zwiebeln und Knoblauchzehe abziehen und fein hacken, dann in einem Topf in heißem Olivenöl glasig dünsten. Karotten und Zucchini waschen, in feine Scheiben schneiden, zu den Zwiebeln geben und kurz mitdünsten. Die Gemüsebrühe zugießen und das Gemüse etwa 5 Minuten lang bei schwacher Hitze garen. In der Zwischenzeit Tomaten überbrühen, abziehen und in kleine Würfel schneiden. Spinat verlesen, waschen und etwas zerkleinern. Tomaten und Spinat zusammen mit den Nudeln zum Gemüse geben. 5 bis 7 Minuten lang bei mittlerer Hitze kochen lassen, bis die Nudeln weich sind. Die Gemüsesuppe mit Kräutersalz und Pfeffer abschmecken. Die Suppe in 2 Teller geben und den zerkleinerten Schafskäse erst jetzt darüber streuen.

> Auch als Suppeneinlage gibt es eine große Auswahl von Vollkorn-, Soja- oder Dinkelnudeln als gesunde Alternative zu Teigwaren aus Weißmehl. Sie sind allerdings nicht so lange lagerfähig. Deshalb sollte man keine größeren Vorräte anlegen.

Rohkost und Gemüsegenüsse

Winterrohkostteller (für 2 Personen)

Zutaten
200 g Chinakohl • 150 g Karotten • 100 g Lauch
1/4 l Naturjoghurt • 1 EL Kokosflocken • 2 Scheiben Baguette

Zubereitung
Chinakohl, Karotten und Lauch waschen, mit Küchenkrepp trockentupfen. Chinakohl in dünne Streifen schneiden, Karotten grob raspeln, Lauch in dünne Ringe schneiden (vom Lauch nur den hellen Teil verwenden). Joghurt mit den Kokosflocken verrühren und über die Rohkost gießen. Mit 2 Scheiben Baguette essen.

Rote-Bete-Rohkost mit Zitronensauce (für 2 Personen)

Zutaten
125 g Joghurt oder saure Sahne • Saft von 1/2 Zitrone • 2 TL frisch geriebener Meerrettich • je 1 Prise Muskat und Ingwerpulver
1 Löffelspitze Anis • 200 g Rote Bete • 1 großer süßer Apfel

Zubereitung
Joghurt/saure Sahne in eine Schüssel geben, Zitronensaft und Meerrettich unterrühren und Gewürze zugeben. Rote Bete waschen, schälen und in die Sauce reiben. Äpfel waschen, achteln, mit der Schale in dünne Scheiben schneiden und darunter mischen.

Auberginengemüse mit Bandnudeln (für 2 Personen)

Zutaten
200 g Auberginen • Kräutersalz • 100 g Vollkornbandnudeln
2 Tomaten • 1 EL Olivenöl • 3 frische gehackte Salbeiblätter oder
1 TL getrockneter Salbei • Pfeffer aus der Mühle

Rote Bete enthält viel Eisen und Vitamine und gehört zu den wertvollen Gemüsen, die viel zu selten auf den Tisch kommen. Wegen des stark färbenden Safts sollte man zum Schälen und Zerkleinern der Knollen dünne Gummihandschuhe anziehen und Schneidbretter anschließend sofort abwaschen.

FRISCHES
MIT KRÄUTERN

Zubereitung

Auberginen waschen, mit Küchenkrepp trockentupfen, in 1 Zentimeter dicke Scheiben schneiden, mit Salz bestreuen und ungefähr 10 Minuten lang ziehen lassen. Danach abspülen und erneut trockentupfen (der etwas bittere Geschmack wird dadurch beseitigt). Die Nudeln in Salzwasser bissfest kochen. Tomaten mit kochendem Wasser überbrühen, abziehen, das Fruchtfleisch in Würfel schneiden. Öl in einer Pfanne erhitzen, die Auberginenscheiben darin hellbraun braten. Tomatenwürfel und Salbei zugeben. 2 Minuten lang weiter dünsten. Mit Kräutersalz und Pfeffer würzen. Die Nudeln abgießen und mit den Auberginen servieren.

Topinambur mit Buchweizengrütze (für 2 Personen)

Zutaten
100 g Buchweizen • 3/8 l Wasser • 1 TL Streuwürze • 2 TL Butter
200 g Topinambur • Kräutersalz • 1 Prise Muskat • Pfeffer aus der Mühle • 2 EL Sahne • 1 EL gehackte Petersilie

Zubereitung
Buchweizen in einem Sieb waschen und abtropfen lassen. 1/4 Liter Wasser zum Kochen bringen. Buchweizen und Streuwürze zugeben, einige Minuten lang sprudelnd kochen lassen. Hitze zurückschalten, Getreide zugedeckt ca. 30 Minuten lang ausquellen lassen, bis das Wasser ganz aufgesogen ist. Vor dem Servieren 1 Teelöffel Butter untermengen. In der Zwischenzeit Topinambur unter fließendem Wasser bürsten, dünn abschälen. Die Knollen in feine Scheiben schneiden oder raspeln. Mit 1/8 Liter Wasser, der restlichen Butter und Kräutersalz bei mittlerer Hitze ca. 7 bis 10 Minuten lang gar dünsten. Mit Muskat und Pfeffer abschmecken, Sahne unterrühren. Auf 2 Tellern anrichten, mit gehackter Petersilie überstreuen.

Topinambur ist eine Verwandte der Sonnenblume. Die kartoffelähnlichen Knollen enthalten viel Inulin (eine günstige Form von Kohlenhydraten), Mineralstoffe und Vitamine. Man kann sie gekocht als Gemüse oder auch roh in Salaten essen.

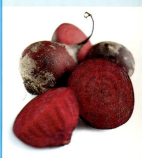

Die Rote Bete ist eine Mineralstoffbombe; sie enthält u. a. Mangan, Kupfer, Kalium, Eisen, Magnesium, Chrom, Zink und Selen.

Mangoldgemüse mit Kartoffelschnee (für 2 Personen)

Zutaten

200 g Kartoffeln • Salz • 200 g Mangold • 1 Knoblauchzehe
1 Schalotte • 2 TL Butter • 1/8 l Wasser • Kräutersalz
20 g Edelpilzkäse • Muskat • 1 TL gehackte Petersilie

Zubereitung

Kartoffeln waschen, mit der Schale in wenig Salzwasser weich kochen. Mangold waschen, mit Küchenkrepp trockentupfen, in 2 Zentimeter breite Streifen schneiden.
Knoblauchzehe und Schalotte abziehen und in feine Würfel schneiden. In 1 Teelöffel Butter goldgelb andünsten. Mangoldstreifen, Wasser und Kräutersalz zugeben. Bei schwacher Hitze 5 bis 7 Minuten lang gar dünsten. Am Ende der Garzeit den Edelpilzkäse unterrühren. Mit Muskat und eventuell etwas Kräutersalz würzen.
Die gekochten Kartoffeln aus dem Wasser nehmen, schälen und wieder zurück ins Kartoffelwasser geben. Mit einem Kartoffelstampfer zerkleinern. Wenn nötig, noch etwas heißes Wasser zugeben. Zum Schluss restliche Butter unterrühren und mit Kräutersalz würzen. Mit Petersilie bestreuen und zum Mangold servieren.

Schwarzwurzeln in Kerbelsauce (für 2 Personen)

Zutaten

200 g Kartoffeln • Kräutersalz • 200 g Schwarzwurzeln
3/8 l Wasser • 1 EL Essig • Muskat • 1/2 TL Kräutersalz • 1 TL Butter
2 EL Sahne • 1 TL gehackter Kerbel • Streuwürze

Zubereitung

Kartoffeln waschen, mit der Schale in größere Würfel schneiden, in Salzwasser weich kochen. In der Zwischenzeit die Schwarzwurzeln

---

Schwarzwurzeln galten lange als »Spargel der armen Leute«, obwohl sie im Geschmack kräftiger sind als Spargel. Das Putzen ist etwas mühsam, weil die Wurzeln beim Schälen einen klebrigen Saft absondern. Am besten geht es unter fließendem Wasser und mit Gummihandschuhen.

abbürsten, die schwarze Haut mit einem kleinen Messer abschaben und in ca. 5 Zentimeter lange Stücke schneiden. Diese bis zum Kochen in Essigwasser legen (aus 1/2 Liter Wasser und 1 Esslöffel Essig), damit sie sich nicht dunkel verfärben.

1/8 Liter Wasser mit etwas Kräutersalz in einem Topf erhitzen. Schwarzwurzeln aus dem Essigwasser nehmen, mit kaltem Wasser waschen und ins kochende Wasser geben. Ca. 10 Minuten lang bissfest garen. Das Wasser sollte fast verkocht sein.

Die Schwarzwurzeln mit Muskat und eventuell noch etwas Kräutersalz abschmecken. Butter und Sahne unterziehen, den gehackten Kerbel darüber streuen.

Kartoffeln abgießen, mit etwas Streuwürze nach Geschmack bestreuen. Zusammen mit den Schwarzwurzeln servieren.

Blumenkohl mit Petersilienkartoffeln (für 2 Personen)

Zutaten
200 g Kartoffeln • 250 g Blumenkohl • 1/8 l Wasser • 1 TL Gemüsebrüheextrakt • 1 EL Crème fraîche • 1 TL Zitronensaft • 2 EL Sahne Muskat • Pfeffer aus der Mühle • 1 EL gehackte Petersilie

Zubereitung
Den Blumenkohl in kleine Röschen zerteilen und mit Salz in Wasser legen. Kartoffeln waschen, in der Schale gar kochen. In der Zwischenzeit den Blumenkohl aus dem Salzwasser nehmen, abspülen und in wenig Wasser mit Gemüsebrüheextrakt bissfest dünsten. Herausnehmen und warm stellen. Crème fraîche in die Gemüsebrühe rühren, kurz aufkochen lassen. Mit Zitronensaft, Sahne, Muskat und Pfeffer abschmecken. Blumenkohl wieder in den Topf geben. Kartoffeln abgießen und mit dem Blumenkohl anrichten. Mit Petersilie überstreuen.

Anstelle von Blumenkohl können Sie auch Brokkoli verwenden. Vor allem im Winter sollte Brokkoli oft auf den Tisch kommen. Seine Antioxidanzien stärken das Immunsystem; einige seiner Inhaltsstoffe sollen eine Krebs hemmende Wirkung haben.

DAUERHAFT SCHLANK
DURCH WENIGER FETT

Asiatische Gemüsepfanne mit Nudeln (für 2 Personen)

Zutaten
100 g Vollkornspaghetti • Salz • 200 g Lauch • 200 g Karotten
2 Tomaten • 100 g Champignons • 20 g frischer Ingwer • 1 EL Butterschmalz • 1 Knoblauchzehe • 2 EL Sojasauce • Kräutersalz
Pfeffer aus der Mühle • 2 EL Pinienkerne

Zubereitung
Die Spaghetti in Salzwasser al dente kochen. In der Zwischenzeit Lauch waschen, putzen und in 2 Zentimeter breite Ringe schneiden. Karotten waschen, in dünne Streifen raspeln. Tomaten mit kochendem Wasser überbrühen, abziehen und in Würfel schneiden. Champignons putzen und vierteln. Ingwer schälen und fein reiben. Butterschmalz in einer Pfanne erhitzen. Die Lauchstreifen, Karotten, Champignons, den geriebenen Ingwer und die abgezogene, zerdrückte Knoblauchzehe hineingeben. Unter Rühren bissfest garen.

Frische Ingwerwurzel hat ein ganz besonderes Aroma und darf in diesem Gericht nicht fehlen. Die faserige Wurzel ist manchmal schwer zu reiben; man kann sie auch in möglichst feine Würfelchen schneiden und diese mit anbraten.

Kochen mit dem Wok – das geht schnell und fettarm. Fast alle Gemüsesorten lassen sich gut kombinieren. Ingwer, Chili und Sojasauce geben den Gerichten das asiatische Flair und eine angenehme Schärfe.

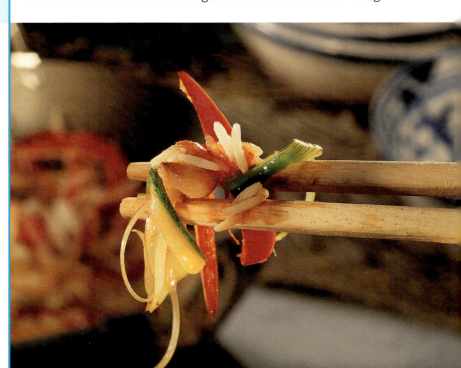

Tomatenwürfel und Sojasauce hinzugeben, kurz aufkochen. Mit Kräutersalz und Pfeffer abschmecken, über die Spaghetti geben und mit Pinienkernen bestreuen.

Überbackenes Sommergemüse (für 2 Personen)

Zutaten
150 g Zucchini • 100 g Auberginen • 1 kleine gelbe Paprikaschote
2 Tomaten • 1 Zwiebel • 1 Knoblauchzehe • 1 EL Olivenöl • Kräutersalz • Pfeffer aus der Mühle • 1 EL frisch geriebener Parmesankäse
6 Blättchen gehacktes Basilikum • 2 Scheiben Stangenweißbrot oder Vollkornbaguette

Zubereitung
Gemüse waschen und putzen. Zucchini und Auberginen in Scheiben, Paprikaschote in Streifen schneiden. Tomaten mit kochendem Wasser überbrühen, abziehen und das Fruchtfleisch vierteln. Zwiebel und Knoblauchzehe abziehen und fein hacken.
Olivenöl in einem Topf erhitzen. Gehackte Zwiebel und Knoblauch darin glasig dünsten. Das Gemüse zugeben und weitere 5 Minuten lang dünsten. Mit Kräutersalz und Pfeffer kräftig würzen.
Backofen auf 180 °C (Gas Stufe 2 bis 3) vorheizen. Das Gemüse in eine feuerfeste Form geben. Geriebenen Parmesankäse und Basilikum darüber streuen. 10 Minuten lang goldgelb überbacken. Dazu gibt es Stangenweißbrot oder Baguette.

Gemüsepfanne mit Schafskäse (für 2 Personen)

Zutaten
150 g Kartoffeln • Salz • 150 g Zucchini • 1 kleine rote Paprikaschote
1 TL Butterschmalz • 1/4 l Gemüsebrühe • 1 Lorbeerblatt • edelsüßes Paprikapulver • Kräutersalz • 2 Lauchzwiebeln • 100 g Schafskäse
2 Scheiben Vollkornbaguette

> Vorsicht bei der Verwendung von Sojasauce. Diese asiatische Würzsauce aus Sojabohnen ist meist schon sehr salzig, so dass es sich erübrigt, noch zusätzlich zu salzen.

Schafskäse ist nicht gleichzusetzen mit Fetakäse, der häufig aus Kuhmilch hergestellt ist. Kuhmilchfeta ist milder im Geschmack und fester in der Konsistenz; er ist nicht so würzig pikant wie der echte Schafskäse.

Zubereitung

Kartoffeln mit der Schale 5 Minuten lang in Salzwasser kochen. Schale abziehen und Kartoffeln in Scheiben schneiden. Zucchini und Paprika waschen, Zucchini in Scheiben, Paprika in Streifen schneiden. Butterschmalz in einem Topf erhitzen. Kartoffeln und Gemüse darin andünsten. Gemüsebrühe und Lorbeerblatt zugeben, im geschlossenen Topf 15 Minuten lang dünsten. Mit Paprikapulver und Kräutersalz abschmecken.

Lauchzwiebeln in dünne Ringe schneiden und mit dem zerkleinerten Schafskäse über das Gemüse streuen. Im geschlossenen Topf noch 5 Minuten lang weiter schmoren lassen. Mit Vollkornbaguette servieren.

Fenchel in Senfsauce (für 2 Personen)

Zutaten

200 g Kartoffeln • 200 g Fenchel und Fenchelkraut • 1 TL Butter
1/8 l Gemüsebrühe • 2 EL Sahne • 3 EL Vollmilch • 1 TL Speisestärke
1 TL körniger milder Senf • 1 TL scharfer Senf • Kräutersalz • Pfeffer aus der Mühle • 1 EL Sesamsamen

Zubereitung

Die Kartoffeln mit der Schale weich kochen. Fenchel waschen, putzen und in etwa 5 Zentimeter große Würfel schneiden. Fenchelkraut waschen und klein hacken. Butter in einem Topf erhitzen und Fenchelwürfel darin andünsten. Heiße Gemüsebrühe zugießen. Den Fenchel 10 bis 15 Minuten lang darin bissfest garen. Fenchel mit einer Schaumkelle aus dem Topf nehmen und abtropfen lassen. Sahne mit Milch und Speisestärke verquirlen, in die Gemüsebrühe einrühren. Kurz aufkochen lassen. Mit Senf, Kräutersalz nach Belieben und Pfeffer würzig abschmecken. Fenchelwürfel und gehacktes

Fenchelkraut in die heiße Sauce geben. Kartoffeln abgießen, Kräutersalz und Sesamsamen darüber streuen. Mit dem Fenchelgemüse servieren.

Chicoréegemüse (für 2 Personen)

Zutaten
200 g Chicorée • 1 TL Butter • 1/8 l Gemüsebrühe • 2 EL Sahne
1 EL Tomatenmark • Vollmeersalz • weißer Pfeffer aus der Mühle
2 Scheiben Vollkornbrot

Zubereitung
Chicoréeblätter vom Strunk zupfen, waschen und in Streifen schneiden. Chicoréestreifen in Butter andünsten. Mit Gemüsebrühe aufgießen und 5 Minuten lang garen. Die Kochflüssigkeit in eine kleine Schüssel geben, mit Sahne und Tomatenmark verrühren. Mit Meersalz und Pfeffer abschmecken und über das Chicoréegemüse gießen. Nochmals kurz erhitzen. Mit dem Vollkornbrot essen.

Schwarzwurzeln in Erdnusssauce (für 2 Personen)

Zutaten
200 g Kartoffeln • Salz • 200 g Schwarzwurzeln • 1/2 l Wasser
1 EL Essig • 1 kleine Zwiebel • 1 Knoblauchzehe • 1 EL geröstete, nicht gesalzene Erdnüsse • 1 TL Butter • 1 TL Weizenvollkornmehl
etwas Muskat • Streuwürze • Pfeffer aus der Mühle • 2 EL Mineralwasser • 2 EL Sahne • 1 EL gehackte Petersilie

Zubereitung
Die Kartoffeln schälen und in wenig Salzwasser weich kochen. Schwarzwurzeln waschen, abschälen und in ca. 5 Zentimeter lange Stücke schneiden. Bis zur Zubereitung in Essigwasser (aus 1/2 Liter

---

Chicorée ist nahe verwandt mit der Zichorie, aus der man Kaffeeersatz gewinnt. Die Triebe der Gemüsepflanze werden im Dunkeln herangezogen; unter Einfluss von Tageslicht werden sie schnell bitter. Deshalb sollte man beim Einkauf sehr auf Frische achten und die Stauden bald verbrauchen.

Wasser und 1 Esslöffel Essig) legen, damit sie sich nicht dunkel färben. In 1/4 Liter Salzwasser bissfest kochen. Die Schwarzwurzelbrühe abgießen, auffangen und beiseite stellen.

In der Zwischenzeit Zwiebel und Knoblauchzehe abziehen und fein würfeln. Die gerösteten Erdnüsse klein hacken. Alles in Butter mit 2 Esslöffeln Wasser anschwitzen. Topf vom Herd nehmen, Vollkornmehl einrühren, mit der Schwarzwurzelbrühe aufgießen und gut verrühren. Einige Minuten schwach kochen lassen, mit Muskat, Streuwürze und Pfeffer abschmecken. Mit Mineralwasser und Sahne abrunden.

Die Schwarzwurzeln in die Sauce geben. Petersilie darüber streuen. Mit den Salzkartoffeln anrichten.

Frische Pfifferlinge in Rahmsauce (für 2 Personen)

Zutaten

2 fertige Semmelknödel aus der Packung • 200 g frische Pfifferlinge
1 EL Petersilie • 1 Schalotte • 1 TL Butterschmalz • 1 TL Vollkornmehl
3 EL Schlagsahne • 3 EL Mineralwasser • Vollmeersalz • Pfeffer aus der Mühle • 1 EL Petersilie

Zubereitung

Semmelknödel nach der Packungsanleitung zubereiten und kochen. Pfifferlinge putzen. Petersilie waschen, abtropfen lassen und klein hacken. Schalotte abziehen und fein würfeln. Butterschmalz in einer Pfanne erhitzen, die Schalotte darin glasig dünsten. Die Pilze zufügen und so lange bei mittlerer Hitze dünsten, bis die Flüssigkeit verdampft ist. Vollkornmehl darüber stäuben. Sahne und Mineralwasser angießen und unter Rühren leicht einkochen lassen. Mit Meersalz und Pfeffer abschmecken und die gehackte Petersilie darüber streuen.

Teure Edelpilze wie Pfifferlinge wäscht man besser nicht ab, weil sie zu viel Wasser aufsaugen und Aroma verlieren. Mühsam, aber schonender: die Pilze mit einem Borstenpinsel von Sand und Erde befreien und die Stielansätze abschneiden.

GENÜSSE
AUS DEM MEER

Viel Eiweiß mit Fisch, Fleisch und Tofu

Garnelenschwänze in Knoblauchbutter (für 2 Personen)

Zutaten
300 g geschälte Garnelenschwänze (frisch oder tiefgefroren)
3 Knoblauchzehen • 1 TL Butter • Kräutersalz • Pfeffer aus der Mühle • 2 TL Zitronensaft • 2 EL gehackte Petersilie • 4 Scheiben Vollkornbaguette oder Stangenweißbrot

Zubereitung
Garnelenschwänze waschen und mit Küchenkrepp trockentupfen. Knoblauchzehen abziehen und zerdrücken (eventuell mit der Knoblauchpresse ausdrücken). Garnelenschwänze mit dem Knoblauch vermischen und 5 bis 10 Minuten lang durchziehen lassen. Butter in einer Pfanne erhitzen. Die Garnelen 2 bis 3 Minuten lang unter häufigem Rühren darin braten. Mit Kräutersalz, Pfeffer und Zitronensaft würzen. Auf 2 Teller geben, mit Petersilie bestreuen und mit Vollkornbaguette oder Stangenweißbrot servieren.

Grüne Nudeln mit Krabben (für 2 Personen)

Zutaten
150 g grüne Nudeln • Salz • 150 g Tiefseekrabben • 1 Schalotte
1 EL Butter • 1 TL gehackter Estragon (frisch oder getrocknet)
1 EL frisch geriebener Parmesankäse

Zubereitung
Die Nudeln in Salzwasser al dente kochen. Die Krabben waschen und mit Küchenkrepp gut trockentupfen. Schalotte abziehen und fein hacken. 1 Esslöffel Butter in einer Pfanne erhitzen. Die Schalotte darin glasig dünsten, dann die Krabben zugeben. Alles 2 Minuten lang dünsten. Schließlich den Estragon unterrühren. Nudeln in ein

---

Schaltiere enthalten wertvolle Mineralstoffe und Spurenelemente. Neben Fisch sind sie eine wertvolle Bereicherung des Speiseplans.

Sieb abgießen und abtropfen lassen. Zu den Krabben in die Pfanne geben. Alles vermischen, mit Parmesankäse überstreuen und gleich servieren.

Rotbarschfilet in Weißweinsauce (für 2 Personen)

Zutaten
6 EL Naturreis • Kräutersalz • 200 g (2 Scheiben) Rotbarschfilet
1 EL Zitronensaft • 100 g Karotten • 100 g Lauch • 1 kleine Zwiebel
1 TL Butter • 1/4 l Weißwein • Pfeffer aus der Mühle • 1 TL gehackter Dill

Zubereitung
Den Reis waschen, abtropfen lassen, in der doppelten Menge Wasser mit etwas Kräutersalz weich kochen (am besten auf kleinster Flamme quellen lassen).
In der Zwischenzeit den Fisch waschen, mit Küchenkrepp trockentupfen und mit Zitronensaft beträufeln. Karotten und Lauch waschen, putzen und in Scheibchen bzw. dünne Ringe schneiden. Zwiebel abziehen und fein würfeln. Butter in einem Topf erhitzen. Gemüse und Zwiebel darin andünsten. Fischfilet und Weißwein zufügen und ca. 10 Minuten lang bei schwacher Hitze ziehen lassen. Zum Schluss mit Kräutersalz und Pfeffer abschmecken. Dill darüber streuen. Mit dem Reis servieren.

> Rotbarsch ist eiweiß- und vitaminreich und hat festes und sehr schmackhaftes Fleisch. Andere für dieses Rezept geeignete Fische: Seehecht, Kabeljau, Schellfisch oder weißer Heilbutt.

Kalbsschnitzel auf italienische Art (für 2 Personen)

Zutaten
2 Kalbsschnitzel (à 125 g) • 1 TL Butterschmalz • je 100 g grüne und blaue Weintrauben • 100 g Mozzarella • 4 Basilikumblättchen
2 Scheiben Vollkornbaguette oder Stangenweißbrot

Zubereitung

Die Kalbsschnitzel auf beiden Seiten in heißem Butterschmalz anbraten. Die Weintrauben waschen, halbieren, entkernen und auf den Schnitzeln verteilen. Den Käse darüber geben. Das Ganze zugedeckt ziehen lassen, bis der Käse zerlaufen ist. Zum Schluss mit Basilikumblättchen garnieren. Vollkornbaguette oder Stangenweißbrot dazu essen.

Chinahähnchen (für 2 Personen)

Zutaten
6 EL Naturreis • Salz • 300 g Hähnchenbrustfilet (ohne Knochen)
4 EL trockener Weißwein • 4 EL Sojasauce • 2 Frühlingszwiebeln
1 TL Butterschmalz • 2 EL Cashewnüsse

Zubereitung

Reis waschen, im Sieb abtropfen lassen, in der doppelten Menge Salzwasser 35 bis 40 Minuten lang körnig kochen. In der Zwischenzeit die gewaschene, abgetrocknete Hähnchenbrust in ca. 2 Zentimeter breite und 5 Zentimeter lange Streifen schneiden. In eine Schüssel geben, mit Wein und Sojasauce übergießen. In der Wein-Sojasauce-Marinade im Kühlschrank etwa 15 Minuten lang ziehen lassen.

Frühlingszwiebeln waschen, putzen und in dünne Ringe schneiden. Butterschmalz in einer Pfanne erhitzen. Das abgetropfte Hähnchenfleisch darin schnell anbraten, dabei häufig wenden. Zwiebelringe zugeben und 1 Minute lang mitbraten. Dann die Hähnchenmarinade in die Pfanne gießen. Bei schwacher Hitze 2 Minuten lang schmoren lassen. In der Zwischenzeit die Cashewnüsse etwas zerkleinern, in einer Pfanne ohne Fett anrösten und unter das Fleisch heben. Zusammen mit dem Reis servieren.

Große Fleischportionen müssen nicht sein, denn damit tun Sie Ihrer Gesundheit nichts Gutes. Setzen Sie auf Qualität statt Quantität, und leisten Sie sich lieber die besten Teile von Tieren, die artgerecht aufgezogen wurden.

**DAUERHAFT SCHLANK
DURCH WENIGER FETT**

Schweinefilet in Gorgonzolasauce (für 2 Personen)

Zutaten
250 g Schweinefilet • 1 TL Butterschmalz • Vollmeersalz • Pfeffer aus der Mühle • 1 Knoblauchzehe • 2 EL Sahne • 2 EL Mineralwasser 50 g Gorgonzola • Muskat • 1 TL Zitronensaft • 4 Scheiben (Vollkorn-)Baguette

Zubereitung
Schweinefilet in etwa 2 Zentimeter dicke Scheiben schneiden. Butterschmalz in einer Pfanne erhitzen. Schweinefilet von beiden Seiten je 2 Minuten lang braun braten. Mit Salz und Pfeffer würzen, aus der Pfanne nehmen und warm stellen. Knoblauchzehe abziehen, halbieren, im Bratenfett kurz andünsten und wieder aus der Pfanne nehmen. Sahne und Mineralwasser in die Pfanne geben, den klein geschnittenen Gorgonzola darin schmelzen lassen. Mit Muskat, Pfeffer und Zitronensaft abschmecken.
Schweinefilet auf 2 Teller geben. Die Sauce darüber gießen. Zusammen mit dem Baguette essen.

Spargel mit Parmaschinken (für 2 Personen)

Zutaten
150 g mittelgroße Kartoffeln • Salz • 400 g Spargel • 4 Scheiben Parmaschinken • 1 EL Butter • 2 EL frisch geriebener Parmesankäse 2 EL Mandelblättchen

Zubereitung
Kartoffeln mit Schale in Salzwasser weich kochen. Spargel schälen, holzige Enden abschneiden. In viel Salzwasser 15 Minuten lang garen. Gut abtropfen lassen. Den Spargel in 4 Portionen teilen. Mit je 1 Scheibe Parmaschinken umwickeln. In eine mit Butter ausgepin-

---

Dieses leichte, frühlingsfrische Spargelrezept mit Parmaschinken beweist, dass das Edelgemüse auch ohne die Cholesterinbombe Sauce hollandaise hervorragend schmecken kann. Am besten schmecken dazu frische Kartoffeln aus neuer Ernte.

EIWEISSGENUSS
OHNE FLEISCH

selte Auflaufform geben. Die Köpfe und Enden des Spargels mit Butter bestreichen. Mit Parmesankäse und Mandelblättchen bestreuen. Im vorgeheizten Backofen bei 200 °C (Gas Stufe 3 bis 4) etwa 5 Minuten lang überbacken. Zusammen mit den Kartoffeln servieren.

Kräutertofu mit Sojasprossen (für 2 Personen)

Zutaten
200 g Tofu • 1 TL zerkleinerte Rosmarinnadeln • 1 TL gehackte Thymianblättchen • 2 EL Olivenöl • 1 Knoblauchzehe • 1 Schalotte 1 TL Butterschmalz • 150 g Sojasprossen • Kräutersalz • Pfeffer aus der Mühle

Zubereitung
Tofu abtropfen lassen, in 1 Zentimeter dicke Scheiben schneiden und in eine ofenfeste Form legen. Rosmarin, Thymian und Olivenöl darüber geben und mindestens 1 Stunde lang durchziehen lassen.

Sojasprossen können Sie auch leicht zu Hause auf der Fensterbank ziehen. Es gibt im Handel spezielle Behältnisse mit Siebvorrichtungen zum Wässern.

Spargel aus frischer Ernte ist ein Genuss. Nutzen Sie die Spargelzeit zur Entwässerung. Durch seinen hohen Kaliumgehalt schwemmt Spargel Wasser aus. Er schützt auch vor Herz-Kreislauf-Erkrankungen.

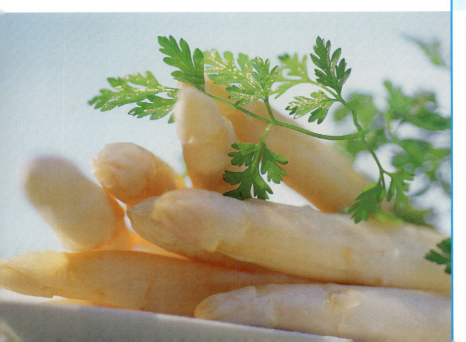

Anschließend im vorgeheizten Backofen bei 180 °C (Gas Stufe 2 bis 3) 10 Minuten lang backen. In der Zwischenzeit Knoblauchzehe und Schalotte abziehen und beides fein würfeln. In heißem Butterschmalz glasig dünsten. Sojasprossen zugeben, etwa 2 Minuten mitdünsten, mit Kräutersalz und Pfeffer nach Geschmack würzen. Mit den Tofustreifen aus dem Backofen servieren.

Tofuwürfel mit Austernpilzen (für 2 Personen)

Zutaten
150 g Tofu • 2 EL Sojasauce • 1 EL Zitronensaft • 100 g Austernpilze je 1 kleine rote und gelbe Paprikaschote • 1 Zwiebel • 1 TL Butterschmalz • 1/8 l Gemüsebrühe • 2 EL Sahne • 1 Prise Muskat Vollmeersalz • Pfeffer aus der Mühle • 1 EL gehackte Petersilie 1 EL Sesamsamen

Zubereitung
Tofu in 2 Zentimeter große Würfel schneiden, mit Sojasauce und Zitronensaft beträufeln, 10 bis 15 Minuten lang im Kühlschrank ziehen lassen. In der Zwischenzeit die Austernpilze putzen (möglichst nicht waschen), in 2 Zentimeter breite Streifen schneiden, die Stiele entfernen. Die Paprikaschoten waschen, halbieren, Kerne entfernen und in dünne Streifen schneiden. Zwiebel abziehen und fein würfeln. Etwas Butterschmalz in einer Pfanne erhitzen. Zwiebel und Austernpilze ca. 3 Minuten lang andünsten, Paprikastreifen hinzugeben. Mit heißer Gemüsebrühe ablöschen und 7 bis 10 Minuten weiter dünsten. Zum Schluss die Sahne unterrühren. Mit Muskat, Salz und Pfeffer kräftig abschmecken, Petersilie unterheben. Tofuwürfel in einer kleinen Pfanne in heißem Butterschmalz kurz andünsten. Den Tofu unter die Pilze heben. Mit Sesamsamen bestreut servieren.

Wenn Sie das Pilzgericht gern etwas asiatischer haben wollen, ersetzen Sie die Austernpilze durch Shiitakepilze. Gewürzt wird dann mit Sojasauce und/oder Austernsauce (in Asienläden erhältlich).

Sattmacher – Pasta, Risotto und Kartoffeln

Grüne Nudeln mit gemischten Pilzen (für 2 Personen)

Zutaten
100 g grüne Bandnudeln • Salz • 100 g Champignons
100 g Austernpilze • 1 kleine Zwiebel • 1 Knoblauchzehe • 1 TL Butter
1/8 l Gemüsebrühe • 1 EL Crème fraîche • Kräutersalz • Pfeffer
1 EL gehackte Petersilie • 1 EL frisch geriebener Parmesankäse

Zubereitung
Nudeln in Salzwasser al dente kochen. Champignons und Austernpilze putzen. Champignons in Scheiben, Austernpilze in Streifen schneiden. Zwiebel und Knoblauchzehe abziehen und würfeln. Butter in einer Pfanne erhitzen und Zwiebel und Knoblauch darin glasig dünsten. Die Pilze zugeben und kurz mitdünsten. Mit Gemüsebrühe aufgießen. 5 bis 7 Minuten lang bei schwacher Hitze kochen lassen. Crème fraîche einrühren. Zum Schluss mit Kräutersalz und Pfeffer abschmecken. Petersilie über die Pilze geben. Pilze zu den Nudeln anrichten. Mit Parmesankäse bestreuen.

> Noch aromatischer schmeckt das nebenstehende Pilzgericht, wenn man einen Esslöffel zuvor eingeweichte getrocknete Steinpilze mitdünstet. Den sandigen Bodensatz des Einweichwassers durch einen Kaffeefilter gießen und zurückbehalten.

Kräutermakkaroni (für 2 Personen)

Zutaten
250 g Vollkornmakkaroni • Salz • 8 Blättchen Basilikum
2 EL Parmesan oder Emmentaler • 2 EL kaltgepresstes Olivenöl
Kräutersalz • Pfeffer aus der Mühle

Zubereitung
Makkaroni in viel Salzwasser al dente kochen. In der Zwischenzeit Basilikum waschen, klein hacken, mit geriebenem Käse und Olivenöl vermischen, mit Kräutersalz und Pfeffer abschmecken. Makkaroni in ein Sieb abgießen, mit der Kräuterpaste vermischen.

DAUERHAFT SCHLANK
DURCH WENIGER FETT

Kohlrabirisotto (für 2 Personen)

Zutaten
1/2 Tasse Naturrundkornreis • 200 g Kohlrabi • 1 kleine Zwiebel
1 TL Butter • 1 Tasse Gemüsebrühe • Kräutersalz • Pfeffer aus der
Mühle • 1 EL Sahne • 1 EL frisch geriebener Parmesankäse
1 EL gehackter Kerbel oder gehackte Petersilie

Zubereitung
Den Reis waschen, im Sieb abtropfen lassen. Kohlrabi schälen und in Würfel schneiden. Zwiebel abziehen und klein hacken. Butter in einem Topf erhitzen. Kohlrabi und Zwiebel darin andünsten. Reis und Gemüsebrühe zugeben. Bei geringer Hitze etwa 30 Minuten lang garen. Mit Kräutersalz und Pfeffer würzen. Sahne und geriebenen Parmesankäse unterrühren. Mit gehacktem Kerbel oder gehackter Petersilie überstreuen.

Lauchrisotto (für 2 Personen)

Zutaten
200 g Lauch • 2 Tomaten • 1 Knoblauchzehe • 1 Zwiebel
1 EL Butter • 1/2 Tasse Naturreis • 1 Tasse Gemüsebrühe
1 TL Kräuter der Provence • Kräutersalz • Pfeffer aus der Mühle
1 EL frisch geriebener Parmesankäse

Zubereitung
Lauch waschen, putzen und in 2 Zentimeter breite Ringe schneiden. Tomaten überbrühen, abziehen und in Achtel schneiden. Knoblauch und Zwiebel abziehen und fein würfeln. Butter in einem Topf erhitzen, Knoblauch und Zwiebel darin glasig dünsten. Lauchringe und Reis hinzufügen und kurz mitbraten. Mit heißer Gemüsebrühe auffüllen. Alles bei schwacher Hitze 25 bis 30 Minuten lang kochen.

> Für Risotto verwendet man Rundkornreis, der nicht locker-körnig, sondern etwas cremig ausquellt. Am besten geeignet sind die italienischen Sorten Vialone oder Arborio.

EINE SCHLANKMACHERKNOLLE

Reis wirkt entwässernd. Es gibt ihn in vielen Varianten – vom Wildreis bis zum asiatischen Klebreis. Für ein Risottogericht sollten Sie speziellen italienischen Reis nehmen.

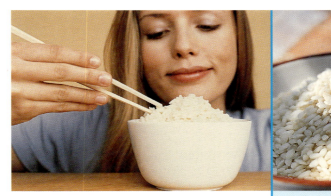

5 Minuten vor Ende der Garzeit die Tomatenwürfel und die Kräuter untermischen. Mit Kräutersalz und Pfeffer würzen. Das Risotto ist fertig, wenn die Flüssigkeit ganz aufgesogen ist. Mit frisch geriebenem Parmesan überstreuen und sofort servieren.

Pellkartoffeln mit Avocadoquark (für 2 Personen)

Zutaten
200 g neue Kartoffeln • 1 reife Avocado • 1 EL Zitronensaft
1 Schalotte • 1 Knoblauchzehe • 100 g Magerquark • 2 EL Mineralwasser • Kräutersalz • Pfeffer aus der Mühle • Cayennepfeffer

Zubereitung
Kartoffeln mit der Schale in wenig Wasser weich kochen. Avocado längs halbieren, den Kern herauslösen, das Fruchtfleisch herausschaben. Mit einer Gabel zerdrücken und sofort mit Zitronensaft beträufeln. Schalotte und Knoblauchzehe abziehen und sehr fein hacken. Den Magerquark mit Mineralwasser glatt rühren. Avocadomus, Schalotte und Knoblauch unterrühren. Mit Kräutersalz, Pfeffer und etwas Cayennepfeffer würzen. Kartoffeln abgießen, mit dem Avocadomus anrichten.

Schalotten, die feinen Verwandten der normalen Zwiebel, haben ein milderes Aroma. Ersatzweise schmecken in Kräuterquark auch fein gewürfelte rotschalige Salat- oder Frühlingszwiebeln.

**DAUERHAFT SCHLANK
DURCH WENIGER FETT**

> Wählen Sie öfter mal Gemüse als Hauptmahlzeit. Kartoffeln – etwa als Pellkartoffeln mit etwas Quark – sind schon ein Gedicht für sich. Die gesunde Knolle lässt sich in unglaublich vielen Varianten zubereiten.

Nusskartoffeln aus dem Backofen (für 2 Personen)

Zutaten
250 g Kartoffeln • 1/2 rote Chilischote • 2 Knoblauchzehen
1 TL gehackte Petersilie • 1 EL Sonnenblumenkerne • 1 EL Walnusskerne • 1 EL Kürbiskerne • Kräutersalz • Pfeffer aus der Mühle
2 EL kaltgepresstes Olivenöl

Zubereitung
Kartoffeln waschen, schälen, in dünne Scheiben schneiden. Chilischote in feine Ringe schneiden. Kartoffeln und Chili in eine Schüssel geben. Knoblauchzehen abziehen und zerdrücken. Zusammen mit Petersilie, Sonnenblumen-, Walnuss- und Kürbiskernen unter Kartoffeln und Chili heben. Mit Kräutersalz und Pfeffer abschmecken. Olivenöl in eine ofenfeste Form geben und Zutaten hineinfüllen. Die Nusskartoffeln in den vorgeheizten Backofen schieben. Bei 180 °C (Gas Stufe 2 bis 3) 35 bis 40 Minuten lang knusprig backen.

Überbackene Kartoffeln (für 2 Personen)

Zutaten
200 g kleine Kartoffeln • Salz • 200 g Hüttenkäse • 3 EL gemischte gehackte Kräuter (z. B. Petersilie, Thymian, Estragon, Salbei, Basilikum) • Pfeffer aus der Mühle • Kräutersalz • 1 EL Olivenöl

Zubereitung
Kartoffeln mit der Schale in Salzwasser weich kochen. Hüttenkäse mit den Kräutern, Pfeffer und Salz verrühren. Kartoffeln pellen, in Scheiben schneiden. Eine Auflaufform mit Olivenöl auspinseln. Die Kartoffeln fächerartig in die Form schichten, den Hüttenkäse darauf verteilen. Backofen auf 200 °C (Gas Stufe 3 bis 4) vorheizen. Die Kartoffeln auf oberster Schiene 5 Minuten lang überbacken.

Abendessen – klein und fein statt schwer und fett

Salate und Rohkost

Avocado-Chicorée-Cocktail (für 2 Personen)

Zutaten
2 Stauden Chicorée • 1 reife Avocado • 1 TL Zitronensaft • 4 EL Sahne
1 TL Kräuteressig • 1 Prise Vollmeersalz • 1 TL Honig • 4 Scheiben
Vollkornbaguette • 2 TL Butter

Zubereitung
Chicoréeblätter von der Staude zupfen, waschen, mit Küchenkrepp trockentupfen, in 2 Zentimeter breite Streifen schneiden. Auf 2 Tellern anrichten. Avocado halbieren, schälen, Kern entfernen und Fruchtfleisch in dünne Scheiben schneiden. Auf dem Chicorée verteilen und sofort mit Zitronensaft beträufeln. Sahne mit Kräuteressig mischen, mit Salz und Honig abschmecken, über den Salat geben. Vollkornbaguette (eventuell vorher toasten) mit Butter bestreichen und dazu essen.

> Avocados gibt es in verschiedenen Sorten; vorwiegend sind bei uns hellgrün glänzende und dunkelgrün runzlige im Handel. Greifen Sie zu, wenn Sie Avocados mit dunkelvioletter Schale entdecken – sie haben besonders nussig mildes Fruchtfleisch.

Zucchinirohkost mit Knoblauchsauce (für 2 Personen)

Zutaten
200 g Zucchini (am besten gelbe Sorte) • 1/4 l Dickmilch
1 Knoblauchzehe • Kräutersalz • Pfeffer aus der Mühle
1 TL Zitronensaft • 1 TL Sonnenblumenöl • 1 TL gehackte Zitronenmelisse • 2 Scheiben Baguette

Zubereitung
Die Zucchini waschen und in dünne Stifte schneiden oder in Scheiben hobeln. Dickmilch mit abgezogener, zerdrückter Knoblauchze-

Gelbe Zucchini haben eine zartere Schale und sind deshalb besonders für Rohkost und Salate geeignet. Wenn Sie nur die grüne Sorte bekommen können, wählen Sie möglichst junge, kleinere Exemplare.

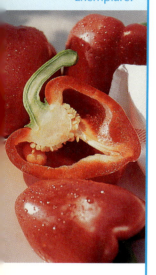

Sonnengereifte Paprika enthalten viel Vitamin C. Versuchen Sie einmal die leicht süßlich schmeckenden ungarischen Spitzpaprika.

he, Salz, Pfeffer, Zitronensaft und Öl verrühren und über die Zucchini geben. Mit der Zitronenmelisse bestreuen. Baguette zur Rohkost reichen.

Paprikaquarkspeise (für 2 Personen)

Zutaten
200 g Magerquark • 4 EL Vollmilch • je 1 kleine rote und gelbe Paprikaschote • 1 Schalotte • 1 EL gemischte Kräuter • Kräutersalz Pfeffer aus der Mühle • edelsüßes Paprikapulver

Zubereitung
Quark mit Vollmilch glatt rühren. Paprikaschoten waschen, halbieren, Kerne entfernen. Die Schoten in dünne Streifen schneiden. Schalotte und Kräuter fein hacken. Mit den Paprikastreifen und dem Quark mischen. Mit Kräutersalz, Pfeffer und Paprikapulver pikant abschmecken.

Vegetarischer Fleischsalat (für 2 Personen)

Zutaten
100 g geräucherter Tofu • 100 g Lindenberger Käse • 2 kleine süß-saure Essiggurken • 1 EL Kapern • 3 EL Mayonnaise ohne Ei Kräutersalz • Pfeffer aus der Mühle • 1 EL klein gehackte Salatkräuter (frisch oder tiefgefroren) • 2 Scheiben Baguette

Zubereitung
Tofu und Lindenberger Käse in dünne Streifen schneiden. Essiggurken und Kapern abtropfen lassen und klein hacken. Alle Zutaten miteinander mischen. Mayonnaise mit Kräutersalz und Pfeffer würzen und Salatkräuter unterziehen, dann mit den anderen Zutaten vermischen. Zusammen mit dem Baguette essen.

PIKANT ODER FRUCHTIG

Erfrischende Joghurtkaltschale (für 2 Personen)

Zutaten
250 g Naturjoghurt • 1 EL Sahne • 2–3 EL Mineralwasser
1 TL Zitronensaft • 1 Scheibe gekochter Schinken • 1 Karotte
1 Zwiebel • etwas Worcestersauce

Zubereitung
Joghurt, Sahne, Mineralwasser und Zitronensaft miteinander verrühren. Schinken in Streifen schneiden. Karotte waschen, fein raspeln, zu der Joghurtmischung geben. Zwiebel abziehen, würfeln und unterheben. Mit Worcestersauce abschmecken.

Fruchtiger Putensalat (für 2 Personen)

Zutaten
150 g geräucherte Putenbrust • 2 Scheiben Ananas (frisch oder aus der Dose) • 1 Lauchzwiebel • 100 g Sojasprossen • 2 EL Sojasauce
1 EL Zitronensaft • 1 TL kaltgepresstes Sonnenblumenöl • Pfeffer
2 Scheiben Vollkornknäckebrot • 2 TL Butter

Zubereitung
Putenbrust in schmale Streifen, Ananas in mundgerechte Stücke, Lauchzwiebel in dünne Ringe schneiden. Sojasprossen waschen und abtropfen lassen. Sojasauce, Zitronensaft, Öl und Pfeffer verrühren, mit den übrigen Zutaten vermischen und 10 Minuten lang ziehen lassen. Knäckebrot mit Butter bestreichen und dazu essen.

Wassermelonen-Bananen-Salat (für 2 Personen)

Zutaten
200–300 g Wassermelone • 2 Bananen • 2 EL Zitronensaft
1 EL Cointreau

Die pikante Joghurtkaltschale ist eine wunderbare Erfrischung an heißen Sommerabenden. Sie lässt sich leicht mit fein gewürfelten Gemüsen wie Paprika oder Gurke immer wieder abwandeln.

Zubereitung

Das Fruchtfleisch der Melone aus der Schale lösen, entkernen und würfeln. Banane schälen, in dünne Scheiben schneiden. Das Obst mit Zitronensaft und Cointreau beträufeln. Gut durchmischen und etwa 10 Minuten lang ziehen lassen.

Marinierte Zucchini auf italienische Art (für 2 Personen)

Zutaten
250 g kleine Zucchini • 4 EL Olivenöl • 3 EL gehackte Kräuter (z. B. Basilikum, Minze, Petersilie) • 2 EL Weißweinessig
2 EL Rotweinessig • 1 Knoblauchzehe • Kräutersalz • Pfeffer aus der Mühle • 2 Scheiben Baguette

> Marinierte Zucchini sind ein so feiner Imbiss, dass Sie sie sehr gut Ihren Gästen anbieten können. Sie passen auch ausgezeichnet zu einem kalten Büfett mit Mittelmeerspezialitäten.

Zubereitung
Zucchini waschen, putzen und längs in dünne, etwa 5 Zentimeter lange Scheiben schneiden. 1 Esslöffel Olivenöl in einer Pfanne erhitzen. Zucchinischeiben darin von beiden Seiten goldbraun braten, auf Küchenkrepp abtropfen lassen. Restliches Olivenöl, die gehackten Kräuter, Weißwein- und Rotweinessig miteinander verrühren. Knoblauchzehe abziehen, zerdrücken und dazugeben. Marinade mit Salz und Pfeffer abschmecken, mit den Zucchinischeiben vermischen und mindestens 1 Stunde lang, bis zum Essen, im Kühlschrank ziehen lassen. Baguette dazu reichen.

Tomatensalat mit Champignons (für 2 Personen)

Zutaten
4 Tomaten • 150 g frische Champignons • 1 EL Zitronensaft
1 Zweig frischer Estragon • 2 EL Schnittlauchröllchen • 2 EL Balsamicoessig • 5 EL Sonnenblumenöl • 1 Prise Zucker oder etwas Honig
Kräutersalz • Pfeffer aus der Mühle • 4 Scheiben Baguette

Zubereitung

Tomaten überbrühen, abziehen, die Stängelansätze herausschneiden und das Fruchtfleisch in Scheiben schneiden, auf 2 Tellern anrichten. Champignons putzen, in dünne Scheibchen schneiden und auf die Tomaten legen. Mit Zitronensaft beträufeln, damit sie sich nicht verfärben. Estragonblättchen waschen, mit Küchenkrepp trockentupfen, etwas zerkleinern und mit dem Schnittlauch auf die Tomaten und Pilze streuen. Aus Essig, Öl, Zucker oder Honig, Kräutersalz und Pfeffer eine Marinade rühren. Auf dem Salat verteilen. Baguette dazu essen.

Rohkostteller mit Kräuterquarkdip (für 2 Personen)

Zutaten
1 Hand voll Rucola oder Pflücksalat • 1/2 Salatgurke • 8 Radieschen
1 Karotte • 1 kleiner Kohlrabi • 100 g Magerquark • 4 EL Vollmilch
1/4 TL Kräutersalz • je 1 Prise gemahlener Kümmel, Koriander und Muskat • Kräuter nach Geschmack (frisch oder gefroren)

Zubereitung
Salat waschen, mit Küchenkrepp trockentupfen, auf 2 Tellern anrichten. Das Gemüse waschen, nach Geschmack in dünne Scheiben oder Stifte schneiden, auf dem Salat verteilen. Quark mit Milch glatt rühren. Mit Salz, Gewürzen und Kräutern pikant abschmecken und zur Rohkost reichen.

Erdbeer-Melone-Salat (für 2 Personen)

Zutaten
150 g frische Erdbeeren • 200 g Honigmelone • 50 g Mozzarella
4 EL Joghurt • 1 EL Crème fraîche • 1 TL Zitronensaft • etwas Honig
Pfeffer aus der Mühle • 1 TL gehackte Zitronenmelisse

> Erdbeeren und Honigmelonen haben gemeinsam, dass ihr Duft viel über Reife und Aroma verrät. Dieses Obst müssen Sie mit der Nase einkaufen – geruchlose Melonen und Beeren sind fade und entweder unreif oder zu lange gelagert.

Zubereitung

Erdbeeren waschen, trocknen, halbieren oder vierteln. Das Fruchtfleisch der Melone entkernen und würfeln. Mozzarella abtropfen lassen, ebenfalls würfeln. Aus Joghurt, Crème fraîche, Zitronensaft und Honig eine Sauce rühren. Mit etwas Pfeffer abschmecken. Alle Zutaten miteinander vermischen. Mit Zitronenmelisse bestreuen und gleich essen.

Fantasievoll belegte Brote

Edelpilzkäse mit Birne (für 1 Person)

Zutaten
30 g Edelpilzkäse • 1 reife Birne • 1/2 Becher Joghurt
1 TL Zitronensaft • 1 Scheibe Vollkornbrot • 1 TL Butter
2 TL gehackte Zitronenmelisse

Zubereitung
Den Edelpilzkäse grob zerkrümeln. Die Birne waschen, halbieren, entkernen und das Fruchtfleisch in kleine Würfel schneiden. Birnenwürfel unter den Käse heben. Joghurt mit Zitronensaft verrühren und über die Käse-Birnen-Würfel gießen. Vollkornbrot mit Butter bestreichen, mit fein gehackter Zitronenmelisse bestreuen und dazu essen.

Camembert mit Tomaten (für 2 Personen)

Zutaten
200 g reifer Camembert • 2 EL Frischkäse • 2 EL Vollmilch
1 Knoblauchzehe • 1 TL mittelscharfer Senf • scharfes Paprikapulver
Kräutersalz • Pfeffer • 2 Scheiben Vollkornbrot • 2 TL Butter
1 EL Schnittlauchröllchen • 2 mittelgroße Tomaten

Angemachter Camembert schmeckt gut zu einem feinen Wein oder auch zum kühlen Bier. Bieten Sie ihn doch mal als kleinen Imbiss in einer geselligen Runde von Freunden an.

Zubereitung

Camembert mit einer Gabel zerdrücken, mit Frischkäse und Milch verrühren. Knoblauchzehe abziehen, hacken und dazugeben. Mit Senf, Paprika, Salz und Pfeffer abschmecken. Brot mit Butter bestreichen und Schnittlauch darüber streuen. Tomaten waschen, vierteln, salzen und dazu essen.

Hüttenkäse mit Früchten (für 2 Personen)

Zutaten
1 Banane • 1 reife Birne • 1 Mandarine • 250 g Hüttenkäse
1 TL Honig • 1 Kiwi • 2 Scheiben Vollkornknäcke

Zubereitung
Banane schälen, in dünne Scheiben schneiden. Birne schälen, entkernen und Fruchtfleisch würfeln. Mandarine in kleine Stücke schneiden. Hüttenkäse mit Früchten und Honig mischen. Kiwi schälen, in Scheiben schneiden. Knäckebrot mit Hüttenkäse bestreichen. Kiwischeiben darauf legen.

Forellenfilet mit Preiselbeeren (für 1 Person)

Zutaten
4 EL Sahne • 1 TL Zitronensaft • 1 TL Meerrettich • 1 EL Preiselbeeren (aus dem Glas) • 1 Kopfsalatblatt • 1 Zweig Dill • 1 fertig zubereitetes Forellenfilet (ca. 80–100 g) • 2 Scheiben Vollkorntoast • 1 TL Butter

Zubereitung
Sahne steif schlagen, mit Zitronensaft und Meerrettich mischen. Mit den Preiselbeeren auf dem Salatblatt anrichten und mit dem Dillzweig garnieren. Forellenfilet daneben legen. Toast mit Butter bestreichen und dazu essen.

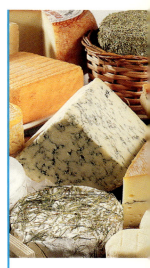

»Käse schließt den Magen.« Die ganze Palette der Käsesorten steht für belegte (Vollkorn-)Brote zur Verfügung. Wichtig ist lediglich, dass Sie nicht zusätzlich Butter verwenden.

DAUERHAFT SCHLANK
DURCH WENIGER FETT

Bündner Fleisch mit frischen Früchten (für 2 Personen)

Zutaten
150 g Bündner Fleisch • 1 Apfel • 1 Birne • 1/2 TL Zitronensaft
2 frische Feigen • 2 Scheiben Bauernbrot • 2 TL Butter

Zubereitung
Bündner Fleisch in hauchdünne Scheiben schneiden (am besten schon in der Metzgerei schneiden lassen). Apfel und Birne waschen, in dünne Spalten schneiden und mit Zitronensaft beträufeln. Feigen vierteln. Früchte mit dem Fleisch auf 2 Tellern anrichten. Bauernbrote mit Butter bestreichen und dazu essen.

> Kresse bleibt länger frisch, wenn Sie sie mit den Wurzeln aus dem Pappkästchen heben und auf einem mit Wasser gefüllten Teller auf die helle Fensterbank stellen. Bei nicht zu warmen Temperaturen hält sie sich dann etwa eine Woche lang.

Basilikumbrot mit Karottenrohkost (für 1 Person)

Zutaten
1 Scheibe Vollkornbrot • 2 EL Doppelrahmfrischkäse • 5 Blättchen Basilikum • 1 mittelgroße Karotte (150 g) • Kräutersalz • Pfeffer aus der Mühle • 1 TL Zitronensaft • 1 EL kaltgepresstes Sonnenblumenöl
1 EL Sonnenblumenkerne ohne Schale

Zubereitung
Vollkornbrot mit Frischkäse bestreichen und mit den gewaschenen Basilikumblättchen belegen. Die Karotte waschen, fein reiben, mit Salz, Pfeffer, Zitronensaft und dem Öl mischen. Sonnenblumenkerne darüber streuen und zum Brot essen.

Dreikornbrot mit Tofucreme (für 2 Personen)

Zutaten
100 g Tofu • 1 EL Sesamöl • Kräutersalz • 1 TL Vitam-R-Kräuterpaste (aus dem Reformhaus) • 1 Schalotte • Pfeffer aus der Mühle
2 Scheiben Dreikornbrot • 1 EL Kresse

Zubereitung
Tofu mit Öl, Kräutersalz und Vitam-R-Kräuterpaste gut verrühren. Schalotte abziehen und fein hacken und unter die Tofumasse heben. Das Ganze mit Kräutersalz und Pfeffer noch einmal würzig abschmecken. Dreikornbrot mit Tofu bestreichen und die Kresse darüber streuen.

Kleine warme Delikatessen

Gemüsecurry mit Mehrkornbrot (für 2 Personen)

Zutaten
1 Zucchini • 200 g Brokkoli • 2 TL Butter • etwas Wasser • 1 TL Currypulver • 1/2 TL Honig • Streuwürze • 2 Scheiben Mehrkornbrot
2 Scheiben mittelalter Gouda

Zubereitung
Zucchini und Brokkoli waschen, putzen und so zerkleinern, dass die Stücke auf die Brotscheiben passen. Butter in einem Topf erhitzen, das Gemüse hineingeben und kurz andünsten. Dann etwas Wasser, Curry, Honig und Streuwürze zugeben. Bei schwacher Hitze bissfest garen. Mehrkornbrot auf beiden Seiten leicht rösten. Mit den Gemüsestücken belegen und mit Käsescheiben abdecken. Im Backofen bei 180 °C (Gas Stufe 2 bis 3) 5 Minuten lang überbacken, bis der Käse geschmolzen ist.

> Etwas Süße hebt das Aroma von Currygerichten. Statt Honig kann man auch einen kleinen säuerlichen Apfel grob raspeln und mit dem Gemüse zusammen garen lassen.

Folienkartoffeln mit Selleriequark (für 2 Personen)

Zutaten
2 große oder 4 kleine Kartoffeln • 200 g Magerquark • 3 EL Vollmilch • 30 g Sellerie • 2 EL Schnittlauchröllchen • Kräutersalz
Pfeffer aus der Mühle

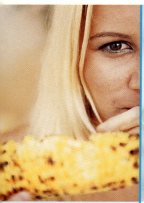
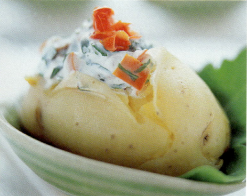

Pikante schnelle Küche: gegrillte Maiskolben und Folienkartoffeln mit Kräuterquark.

Hirse galt früher als ein Symbol des Wohlstands und der Fruchtbarkeit. Es war deshalb Tradition, zum Jahreswechsel und auch zu Hochzeiten Hirsebrei zu bereiten.

Zubereitung

Kartoffeln waschen, in Alufolie wickeln und im auf 225 °C vorgeheizten Backofen (Gas Stufe 4 bis 5) ca. 45 Minuten lang backen. Die Backzeit verkürzt sich auf etwa 20 Minuten, wenn die Kartoffeln vor dem Einwickeln in Folie 10 Minuten lang in Salzwasser vorgekocht wurden. Den Quark mit Milch glatt rühren. Sellerie waschen, putzen, in den Quark raspeln und unterrühren. Schnittlauchröllchen ebenfalls unter den Quark geben. Mit Kräutersalz und Pfeffer würzig abschmecken. Kartoffeln aus dem Backofen nehmen. Den Quark darüber geben.

Hirsesuppe mit Heidelbeeren (für 2 Personen)

Zutaten
1/2 l Milch • 30 g Hirse • 1 Prise Meersalz • 200 g Heidelbeeren (frisch oder tiefgefroren) • 1 EL Honig • 1 Prise Zimt

Zubereitung
Milch zum Kochen bringen, die Hirse einstreuen und ca. 30 Minuten lang bei schwacher Hitze ausquellen lassen. Zum Schluss etwas

Meersalz unterrühren. Heidelbeeren waschen (oder auftauen), gut abtropfen lassen. Suppe mit Honig und Zimt abschmecken und in 2 Teller geben. Heidelbeeren darüber streuen.

Gegrillte Maiskolben mit Kräuterbutter (für 2 Personen)

Zutaten
4 Maiskolben (frisch oder aus der Dose) • Vollmeersalz
2 EL Kräuterbutter

Zubereitung
Maiskolben von den Blättern und den Bastfäden darunter befreien und ca. 20 Minuten lang in Salzwasser kochen (Maiskolben aus der Dose sind schon vorgekocht). Die Maiskolben abtropfen lassen, mit Kräuterbutterflocken bestreichen. Im Backofen auf oberster Stufe 3 Minuten lang grillen, eventuell nachsalzen und sofort essen.

Tipp: Frische Maiskolben erkennt man daran, dass sich die Körner leicht mit dem Fingernagel eindrücken lassen. Sie reifen sehr rasch nach und werden hart – deshalb gleich nach dem Einkauf zubereiten.

Gebackener Mozzarella (für 2 Personen)

Zutaten
2 Scheiben Vollkornbrot • 2 TL Butter • 1 große Fleischtomate
8 Blättchen Basilikum • Kräutersalz • Pfeffer aus der Mühle
150 g Mozzarella • 1 Ei • 2 EL Semmelbrösel • 1 TL Zitronensaft

Zubereitung
Brotscheiben dünn mit 1 Teelöffel Butter bestreichen. Tomate mit kochendem Wasser überbrühen, abziehen, die Stängelansätze herausschneiden und das Fruchtfleisch in Scheiben schneiden. Auf den Broten verteilen. Basilikumblättchen darüber streuen. Mit Kräutersalz und Pfeffer kräftig würzen. Mozzarella abtropfen lassen, in dem mit Kräutersalz und Pfeffer gewürzten und verquirlten Ei wenden. Auf beiden Seiten mit Semmelbröseln bestreuen. In einer Pfanne

Tipp: Besonders aromatisch schmeckt der echte Mozzarella aus Büffelmilch. Allerdings ist er auch etwas teurer und meist nicht abgepackt, sondern nur an der Käsefrischtheke zu bekommen.

1 Teelöffel Butter erhitzen. Den Mozzarella darin von beiden Seiten backen, bis er zu schmelzen beginnt. Auf den Brotscheiben verteilen, mit Zitronensaft beträufeln und gleich essen.

Toast Jamaika (für 2 Personen)

Zutaten
2 Scheiben Vollkornbrot • 2 TL Butter • 2 Scheiben Ananas (frisch oder aus der Dose) • 2 Scheiben mittelalter Goudakäse edelsüßes Paprikapulver • Pfeffer aus der Mühle • 1 EL frische Kresse

Zubereitung
Vollkornbrot toasten und mit Butter bestreichen. Ananasscheiben darauf legen und mit je 1 Käsescheibe bedecken. Mit Paprikapulver und Pfeffer bestreuen. Backofen auf 180 °C (Gas Stufe 2 bis 3) vorheizen. Brote auf der mittleren Schiene überbacken, bis der Käse geschmolzen ist. Mit Kresse bestreuen und sofort essen.

Nie mehr dick sein – wie es weitergeht

Auch wenn Sie sicherlich inzwischen ganz neue kulinarische Genüsse entdecken konnten und so manchen Dickmacher vom Speiseplan verbannt haben – alte Vorlieben halten sich hartnäckig. Dies trifft insbesondere auf unsere Essgewohnheiten zu, deren Grundstein zumeist schon in der Kindheit gelegt wurde. Was bleibt, ist Mahlzeit für Mahlzeit die Festlegung auf bestimmte und gewohnte Geschmacksnuancen, oft über Jahre und Jahrzehnte hinweg, geprägt von süßen Speisen und Getränken sowie von salzigen und fetten Gerichten (wie z. B. Bratensaucen). Da wird der Mensch zum Sklaven von Zucker, von der Kombination Salz und Fett; er

DAS PROGRAMM FÜRS LEBEN

Die positiven Lebensmittel

- Butter
- Eier
- Fisch
- Frucht- und Gemüsesaft
- Geflügel
- Gemüse
- Honig
- Hülsenfrüchte
- Joghurt, Quark
- Kartoffeln
- Käse
- Knäckebrot
- Kräuter
- Kräutertees, grüner Tee
- Mageres Fleisch
- Meeresfrüchte
- Milch
- Mineralwässer
- Naturreis
- Nüsse, Esskastanien
- Obst
- Pflanzenöle
- Pilze
- Salat
- Trockenobst
- Trockener Wein
- Vollkornbrot
- Vollkornprodukte
- Vollwertteigwaren
- Wild

Die negativen Lebensmittel

- Chips, Knabbergebäck
- Colagetränke, süße Limonaden
- Cremespeisen, Puddings
- Dosengerichte
- Eiscreme
- Fertige Klöße
- Fertiggerichte
- Fette Saucen
- Fetter Schinken
- Fettes Fleisch
- Fettreiche Dips oder Dressings
- Gepökeltes, Geräuchertes
- Hackfleisch
- Helle Teigwaren
- Marmelade
- Mayonnaise
- Paniertes, Frittiertes
- Polierter Reis
- Pommes frites
- Salznüsse, Salzstangen
- Schnaps, Likör
- Schokolade, Pralinen
- Schweinefett, Gänseschmalz
- Speck
- Süßer Wein, Wermut
- Süßigkeiten, Bonbons
- Torten, süße Kuchen
- Weißbrot, Brötchen
- Wurst
- Zucker

Am besten hängen Sie sich eine Kopie dieser Liste an den Kühlschrank als Erinnerungsstütze, welche Lebensmittel gar nicht erst ins Haus kommen und welche Sie beim Einkauf bevorzugen sollten.

**DAUERHAFT SCHLANK
DURCH WENIGER FETT**

Natürlich wird es nicht gleich Ihren Abnehmerfolg gefährden, wenn Sie ausnahmsweise einmal in Sahnetorte oder Festtagsbraten schwelgen. Solange Sie im Alltag konsequent bleiben und die zehn lipolytischen Substanzen bzw. Faktoren geschickt einsetzen, können Sie sich auch mal eine kleine Sünde erlauben.

unterwirft sich einer sehr bedauerlichen und absolut unnötigen Reduktion seines Geschmackssinns – wo die Natur doch eigentlich einen unermesslichen Reichtum bereithält.

Die ganze Vielfalt nutzen

Den wahren Reichtum der Natur bieten weder ein Filetsteak noch eine Garnele, weder die Weihnachtsgans noch ein Stück Bratenfleisch. Dabei kommt der Geschmack immer erst durch Salz bzw. durch andere Gewürze zum Ausdruck. Wahre Geschmacksvielfalt bieten lediglich Obst und Gemüse. Welcher Unterschied im Geschmack von Ananas und Kirschen, von Tomaten und Spinat! Da ist es wirklich schade, wenn man im Supermarkt immer nur zu den gleichen Obst- und Gemüsesorten greift. Wertvolle Gemüsesorten, die in den Regalen von Gemüseläden oder Supermärkten oft ein Aschenputteldasein fristen, sind die folgenden:

- Artischocken
- Auberginen
- Fenchel
- Kohl (von Rotkohl bis Weißkraut)
- Kürbisse
- Mangold
- Pastinaken
- Rote Bete
- Schwarzwurzeln
- Süßkartoffeln

Die allwöchentliche spannende Reise kreuz und quer durch den herrlichen Obst- und Gemüsegarten der Natur allein ist es, die das hartnäckige Fett in Bauch und Hüften, an Oberschenkeln und Po dauerhaft wegschmelzen kann. Diese Lebensmittel bringen unseren Zellstoffwechsel dazu, sein Optimum zu leisten. Die zwangsläufige und überaus erfreuliche Folge: Wir sind mental stark und optimistisch, körperlich topfit – und schleppen keine überflüssigen Fettpolster mit uns herum.

In diesem Sinne: Gutes Durchhaltevermögen und viel Erfolg auf dem Weg zu Ihrem Wohlfühlgewicht!

ÜBER DIESES BUCH

Bildnachweis

Arteria Photography, Kassel: 102 li. un. re.; Image Bank, München: Titel li., 19 li., 23, 114 un., 164 li. (Ghislain & Marie David de Lossy), 9 (Britt Erlanson), 34 (Andy Zito), 36 (Chronoscope), 73 un. (International), 75 li. (Alberto Incrocci), 75 re. (Andrea Pistolesi), 85 (Philip Porcella), 134 (MacDuff Everton), 139 (Vital Pictures), 143 (John P. Kelly), Imagine, Hamburg: Titel re. (Amy Neunsinger); Photonica, Hamburg: 11 (Takeshi Kanzaki), 43 un. (Bruce Harber), 67 ob. (Lisa Pines), 168 (William Huber); Premium, Düsseldorf: 2 (Stock Image), 71 (Wermter), 97 (D.G. White/First Light), 111 (R. Kaestner); Südwest Verlag, München: 27 un. (Martina Urban), 30, 107 (Rolf Seiffe), 49, 65, 185 ob., 189, 216 re. (Antje Plewinski), 87, 99 (Peter von Felbert, Anne Eickenberg), 110 un., 146 (Amos Schliack), 132 un., 175, 182, 201, 205 re., 208 (Michael Holz), 154 (Simon Katzer), 164 re. (Ulrich Kerth), 178 ob. u. un., 213 (Barbara Bonisolli), 185 un. (Klaus Arras), 192 (Karl Newedel); Zefa, Düsseldorf: 15, 25, 27 ob. (M. Thomsen), 19 re. (Schroll), 39 ob., 205 li. (Star), 39 un. (Stemprock), 43 ob., 81 (A. Green), 47 (Masterfile), 51, 118, 128, 156, 171 (A. Inden), 53 (Boddenberg), 59 (Hackenberg), 67 un. (Väisänen), 73 ob. (H. Benser), 110 ob. (Virgo), 114 ob. (Sporrer), 124 (Meyer), 132 ob., 216 li. (A. Peisl), 151 (Christine Fleurent), 160 (Cole)

Hinweis

Das vorliegende Buch ist sorgfältig erarbeitet worden. Dennoch erfolgen alle Angaben ohne Gewähr. Weder Autor noch Verlag können für eventuelle Nachteile oder Schäden, die aus den im Buch gegebenen praktischen Hinweisen resultieren, eine Haftung übernehmen.

Impressum

Der Südwest Verlag ist ein Unternehmen der Econ Ullstein List Verlag GmbH & Co. KG, München.

© 2002 Econ Ullstein List Verlag GmbH & Co. KG, München

Alle Rechte vorbehalten. Nachdruck – auch auszugsweise – nur mit Genehmigung des Verlags.

Redaktion: Dr. Marion Onodi

Projektleitung: Otto Voncalino

Redaktionsleitung:
Dr. med. Christiane Lentz

Bildredaktion: Alescha Birkenholz

Produktion: Manfred Metzger (Ltg.), Annette Aatz, Monika Köhler

Umschlagkonzeption:
Lohmüller Werbeagentur, Berlin

Umschlag: Reinhard Soll

Layout: Zero, München

DTP: Mihriye Yücel, W. Lomeg

Printed in Italy

Gedruckt auf chlor- und säurearmem Papier

ISBN 3-517-06598-6

Sachregister

Abendessen 62f.
ACTH 121, 126, 128
Adipositas 100, 121
Adipozyten 22, 31f., 60, 74, 82, 117, 126
Adrenalin 48, 126
Alkohol 41, 66f., 99
Alpha-2-Rezeptoren 74f.
Aminosäuren 27, 52, 54, 97, 141
Apfelessig 84, **107ff.**
– Dreitagekur mit **110f.**
Arachidonsäure 114
Arteriosklerose 37f., 46
Azetylcholin (Ach) 140f.
Ballaststoffe 45
Bauchspeicheldrüse 65f., 128 → Insulin
Bewegung 22, 48, 84, **133ff.**, 141
Blutdruck 15, 28, 57, 79, 121
Blutlipide 37f.
Blutzuckerspiegel 15
Bodymass-Index (BMI) 134
cAMP (zyklisches Adenosinphosphat) 88, 93, **94f.**, 97
Cholesterin 28, **37ff.**, 113
– Ernährungstipps 49
Cholin 141
Denksport 135
Diabetes mellitus 64
Diäten 52ff., **68ff.**
Dopamin 128
Durchblutung 23, 47
Eisen 13, 52, 56, 84, 86, **89ff.**, 97, 103, 109, 139, 141

Eiweiß 27, 84, **105ff.**
Enzyme 13
Fett, schädliches 29
Fetteinbau stoppen 61
Fettfreisetzung 82f.
Fettsäuren 30, 34ff., 39, 42f., **112ff.**
Fettzellen → Adipozyten
Fisch 30, 45, 115
Freie Radikale 28, 98, 116, 135
Frieren 20 → Kälte
Frühstück **72f.**, 145, 147, 151, 157, 165f.
»**Glückshormone**« 23, 28
Glukose 13, 26f., 29, 52, 54f., 64f., 69, 76, 88, **94ff.**, 100
Glykogenspeicher 26
Hauterkrankungen 109
HDL-Cholesterin 39f., 42ff.
Hirnanhangsdrüse (Hypophyse) 13, 88, 96, 121, 127, 130f.
Hormone 13, 28
Hypercholesterinämie 47
Hypothalamus 87, 123
Idealgewicht 134
Immunsystem 28, 57, 109
Insulin 15, 63ff., 69, 73, 78, 128, **131f.**
Jo-Jo-Effekt 57
Jod 22, **84f.**, 109
Kälte 84, **122ff.**
Kalzium 139
Karnitin 13, 84, 90, 97, **100ff.**
Kohlenhydrate 26, 72, 76f., 115, **133**
Kollagen 56, 97
Kortisol 48
Kupfer 56

LDL-Cholesterin 39f., 46f.
Leber 26, 28, 38ff., 48, 67, 101, 103
Leukozyten 15
Lightprodukte 64
Linolensäure 114
Linolsäure 114
Lipide **26ff.**
Lipogenese 22f., 31, 60, 69, 83
Lipolyse 22, 31, 60, **80ff.**, 105, 126
Lipoproteinlipasen 61
Magnesium 84, **92ff.**
Melatonin 21
Mineralstoffe 52, 54
Mitochondrien 15, 66, 82f., 89, 95f., **100ff.**, 128
Mittelmeerküche 75
Nebennieren 13, 96
Nikotin 41f., 48, 98
Noradrenalin 48, 126, **128**
Obesity-Gene 20
Obst **97f.**
Omega-3-Fettsäuren/ Omega-6-Fettsäuren 84, 113f.
Osteoblasten 22
Östrogene 43
Parasympathikus 132
Partnerschaft 18, 70
Pflanzenöle 30, 45
Photonen 117
PMS 79, 140
Präadipozyten 33
Prolaktin **131**
Proteine **105ff.**
Rauchen → Nikotin
Ribosomen 15, 55f., **106**

Saccharose 76
Salz **78f.**
Sauerstoff 89
Schlankheitsgen 12f., 20, 32
Schlankmacher **84ff.**
Schlemmen **74f.**
Schwangerschaft 36
Sexualität 22
Snacks 63f., 146f., 150, 153, 156, 166f. → Zwischengerichte
Sonne 84, **117ff.**
Sportarten zum Abnehmen 137 → Bewegung
Spurenelemente 52, 56f.
Stoffwechsel normalisieren **144ff.**
Stress 27, 48, 52, 54, **70ff.**, 98

Stresshormone 84, 89, 105, **126ff.**
Stringent Factors 136, **138ff.**
Thyroxin (T4) 22, **86ff.**, 117, 127
TRH (Thyreotropinauslöserhormon) 123f.
Triglyzeride 14, 20, 22, 26, 32, 34f., 39, 44, 47f., 60, 64ff., 82, 93, 97, 112, 114f., 125ff.
Trijodthyronin (T3) 88f.
Übergewicht 8f., 12ff., 85
– Beschwerden 17
– Risiken 57
Unterernährung, Folgen 55
Vitamin A 27, 120
Vitamin B6 138ff.

Vitamin C 13f., 84, 87, 90, **95ff.**, 129, 139
Vitamin D 22, 27, 38, 48, **117ff.**
Vitamin E 27f.
Vitamin K 27f.
Vitamine 52, 56
Wachstumshormone 129f.
Weißmehl 29
Wundheilung 28
Zellulite 23, 53
Zink 52, 56, 97, 109
Zirbeldrüse 21, **121**
Zitrone 130, 140
Zucker 29, 60f., **76ff.**, 104
Zwischengerichte 145, 148, 152, 159f.

Rezepteregister

Ananasquark mit Vollkornknäcke 177
Apfel-Sellerie-Salat 148
Auberginen, überbackene 149
Auberginengemüse mit Bandnudeln 188f.
Avocadobrötchen 180
Avocado-Chicorée-Cocktail 207
Avocadorohkost 147
Basilikumbrot mit Karottenrohkost 214
Birnenmüsli mit Sanddornquark 173
Blumenkohl mit Petersilienkartoffeln 191
Brötchen mit Banane und Schoko 175

Bündner Fleisch mit frischen Früchten 214
Buttermilchsuppe 186f.
Camembert mit Tomaten 212f.
Camembertbrot mit Orangenfilets 178f.
Chicoréegemüse 195
Chinahähnchen 199
Dreikornbrot mit Tofucreme 214f.
Edelpilzkäse mit Birne 212
Erdbeer-Melone-Salat 211f.
Feldsalat mit Parmaschinken 150
Fenchel in Senfsauce 194f.
Fleischsalat, vegetarischer 208
Folienkartoffeln mit Selleriequark 215f.

Forelle in Kräutersauce 145f.
Forellenfilet mit Preiselbeeren 213
Frischkäse mit Gurke und Radieschen 148
Frischkornbrei mit Erdbeeren 172f.
Fruchtmüsli, kerniges, mit Walnüssen 177
Frühstück, griechisches 158
Garnelenschwänze in Knoblauchbutter 197
Gemüsecurry mit Mehrkornbrot 215
Gemüsepfanne
– asiatische, mit Nudeln 192f.
– mit Schafskäse 193f.

REGISTER

Gemüsetopf, italienischer 187
Grünkernsuppe, schmackhafte 186
Haferbrei mit Bananenmilch 174f.
Haselnussschnitten 180
Himbeermüsli 175f.
Hirsesuppe mit Heidelbeeren 216f.
Honigquark mit Cornflakes 174
Hüttenkäse
– mit Beeren 157
– mit Früchten 213
– mit Obst 155
– pikanter 180f.
Joghurt mit Dinkel 173
Joghurtkaltschale, erfrischende 209
Kalbsschnitzel auf italienische Art 198f.
Kartoffel-Lauch-Suppe 185f.
Kartoffeln, überbackene 206
Käsebrötchen mit Kräutern 178
Kastaniensuppe, köstliche 184f.
Kohlrabirisotto 204
Krabbenbrote mit Ei 179
Krabbensandwich 154f.
Kräutermakkaroni 203
Kräuterquark mit Pumpernickel 181
Kräutertofu mit Sojasprossen 201f.
Kressebrot mit Ei 179f.
Kürbiscremesuppe 184
Lachs mit Roter Bete 159
Lauchrisotto 204f.

Leber, venezianische, in Alufolie 148f.
Leerdamer Brot mit Gurken 183
Leinsamenbrot mit Roquefortkäse 183
Maiskolben 155
– gegrillte, mit Kräuterbutter 217
Mangoldgemüse mit Kartoffelschnee 190
Mehrkornmüsli mit exotischen Früchten 174
Mokkaquark mit Orange 176
Mozzarella, gebackener 217f.
Nudeln, grüne
– mit gemischten Pilzen 203
– mit Krabben 197f.
Nusskartoffeln aus dem Backofen 206
Obstsalat, exotischer 177
Orangen-Trauben-Müsli 175
Paprikaquarkspeise 208
Pellkartoffeln mit Avocadoquark 205
Pfifferlinge, frische, in Rahmsauce 196
Putensalat, fruchtiger 209
Putenschnitzel mit Tomate 159
Quarkcreme mit frischen Beeren 176
Radieschenquark 157
Rohkostplatte 163
Rohkostteller,
– bunter 154
– mit Kräuterquarkdip 211
Rotbarschfilet in Weißweinsauce 198

Rote-Bete-Rohkost mit Zitronensauce 188
Schinkenbrot mit Rettich 179
Schwarzwurzeln
– in Erdnusssauce 195f.
– in Kerbelsauce 190f.
Schweinefilet in Gorgonzolasauce 200
Sesamknäckebrot mit Tomatenquark 181
Sommergemüse, überbackenes 193
Sonnenblumenbrot
– mit Paprikaei 178
– mit Tomaten 182
Spargel mit Parmaschinken 200f.
Thymianhähnchen mit Kartoffeln 146
Toast Jamaika 218
Tofuwürfel mit Austernpilzen 202
Tofuwürstchen mit Rührei 158
Tomatensalat mit Champignons 210f.
Tomatensuppe mit Basilikum 185
Tomatentoast 182
Topinambur mit Buchweizengrütze 189
Trockenfrüchte mit Dickmilch 158
Vitaminschnitte 182f.
Wassermelonen-Bananen-Salat 209f.
Winterrohkostteller 188
Zucchini, marinierte 210
Zucchinirohkost 207f.